Lassine Bagayogo

Aspectos epidemiológicos, clínicos e terapêuticos da diabetes no idoso

Lassine Bagayogo

Aspectos epidemiológicos, clínicos e terapêuticos da diabetes no idoso

Imprint

Any brand names and product names mentioned in this book are subject to trademark, brand or patent protection and are trademarks or registered trademarks of their respective holders. The use of brand names, product names, common names, trade names, product descriptions etc. even without a particular marking in this work is in no way to be construed to mean that such names may be regarded as unrestricted in respect of trademark and brand protection legislation and could thus be used by anyone.

Cover image: www.ingimage.com

This book is a translation from the original published under ISBN 978-620-6-70170-5.

Publisher:
Sciencia Scripts
is a trademark of
Dodo Books Indian Ocean Ltd. and OmniScriptum S.R.L publishing group

120 High Road, East Finchley, London, N2 9ED, United Kingdom
Str. Armeneasca 28/1, office 1, Chisinau MD-2012, Republic of Moldova, Europe
Printed at: see last page
ISBN: 978-620-7-79010-4

Conteúdo

DEDICATÓRIAS E AGRADECIMENTOS

Louvado seja ALÁ, o Todo-Misericordioso, o Misericordiosíssimo, o Omnisciente, o Omnipotente, o Primeiro e o Último, por cuja graça pudemos levar a cabo esta obra.

Paz e saudações ao profeta MOHAMMAD e a toda a sua família e a todos os profetas.

Dedico este trabalho :

Aos meus pais: *Raffa BAGAYOGO e Fatoumata COULIBALY*

Queridos pais, este trabalho é vosso, é uma forma de vos dizer que podem estar orgulhosos de vós próprios, nunca deixarei de vos agradecer e de agradecer ao céu por me terem dado pais. A educação que recebi foi mais do que suficiente para moldar o homem em que me tornei. Espero poder imitar-vos na educação dos meus filhos. Que ALLAH vos dê uma longa vida e boa saúde connosco e um final feliz.

Para o meu pai: *Drissa KEITA*

Sempre estiveste presente quando e onde foi necessário para mim, para os meus irmãos e irmãs. Humildade é o teu nome, dignidade e integridade são valores que sempre encarnaste e que nunca deixaste de nos ensinar. Que ALLAH te recompense com bondade e te dê longa vida e saúde. Pedimos a DEUS que o deixe orgulhoso de nós. Mais uma vez, obrigado!

Às minhas avós: *Iya DIALLO, Assitan COULIBALY e, sobretudo, a ti Aiche MAIGA, que foste uma segunda mãe para mim, uma amiga e uma confidente. Desde muito jovem, tens sido uma fonte de motivação para mim e sempre me ensinaste a respeitar os valores da família. Que ALLAH te ajude a fazer a peregrinação que tanto desejas e te mantenha entre nós com saúde.*

A toda a família COULIBALY e a toda a família BAGAYOGO:

A todas as minhas tias: *Assitan COULIBALY, Mariam COULIBALY, Aichatou MAIGA, Adja MAIGA, Makoura DOUMBIA, Nassira DIAKITE e Djeneba TRAORE*

A todos os meus tios maternos: *Yacouba, Drissa e Diakaridia*

Ao meu tio: *o falecido Mamadou COULIBALY*

Caro tio, DEUS não é a única testemunha de tudo o que fizeste por mim. Teria gostado tanto que visses os frutos que semeaste, mas, infelizmente, DEUS decidiu de outra forma. Ajudaste-me tanto ao longo da minha vida: despesas aqui e ali, meios de transporte, telefones, conselhos, etc... Não posso mencioná-los todos. Que ALLAHOURAHMANIRAHEEMI vos conceda o seu Paraíso, e que abençoe a vossa descendência.

A todos os meus tios paternos: *Sayon, Dioume, LADJI, Dossolo, Sekou, Boubacar e Amadou*

Aos meus irmãos: *Chiacka BAGAYOGO, Cheick Oumar BAGAYOGO e Sidy Bekaye COULIBALY*

Muito obrigado pelo vosso apoio, que ALLAH reforce os nossos laços e nos dê a força para podermos sustentar a nossa família.

Aos meus senhores: *Awa DOUMBIA, Korotouma DOUMBIA, Bintou COULIBALY, Aminata COULIBALY e Tata BAGAYOGO*

Para as minhas queridas esposas e filhas (Rokia e Assitan): *Sokona TRAORE E Nastou DIAWARA*

Sei que INSHALLAH vos dará satisfação em tudo o que procurardes junto de DEUS, por tudo o que fazeis para o bom funcionamento desta família. Dedico-vos este trabalho e agradeço-vos por tudo o que fazem, muito obrigado!

Para a minha noiva: *Dr. Nafatoumata DIAWARA*

Alhamdoulillah, mais do que uma fonte de motivação, o meu alter ego, tu foste mais do que a outra metade da minha cabeça na realização deste trabalho. Não me faltou apoio moral e físico e conforto durante esta longa jornada. Que ALLAH nos ajude em todos os nossos esforços e nos dê descendentes abençoados.

Para as minhas mulheres em ATTbougou: *Babou Bintou Said TOURE e Nana Kadidia DIAWARA*

Aos meus *amigos: Malick SIDIBE, Bakary TOGOLA, Djeffla DIALLO, Ousmane TAORE e Mamadou DIALLO*

Aos meus amigos mais próximos da turma do 11º numerus clausus: *Aichata DAO, Yacouba L KONE e Makan OUATTARA*

Caros amigos, vocês têm sido aquilo a que chamamos uma segunda família para mim. Convosco nunca me senti só e nunca me faltou nada. Em memória dos bons momentos que passámos juntos e dos fortes laços que nos unem, um grande obrigado pelo vosso encorajamento, apoio e ajuda. Com todo o meu carinho, desejo-te muito sucesso em tudo o que fizeres.

Aos meus anciãos médicos: *Dr. Sekou LANDOURE, Dr. Adama SIDIBE, Dr. Moussa DJIRE, Dr. Mahamadou MALE, Dr. Ibrahim MVOUTSI eb Dr. Jean Patrick TIENKA.*

Muito obrigado, queridos mestres, pela qualidade da formação, fiquei plenamente satisfeito. Que ALLAH vos recompense com o bem.

Aos doutorandos do Departamento de Medicina Interna do CHME "Le Luxembourg": *Hamoune SIBY,. El Moctar MAIGA. Samba DIARRA, Hamidou KASSAMBARA, Yacouba TAMBOURA, Kadidia MAIGA, Kevine TCHATCHOU*

Nunca deixarei de vos agradecer, caros colegas, por tudo o que fizeram por mim. Obrigada por me aturarem e por serem meus parceiros no dia a dia do hospital. Desejo-vos a todos uma carreira muito feliz.

À minha equipa de plantão em Medicina Interna no CHME "Le Luxembourg": *Amadou DIALLO, Kassim SAMAKE, Bintou KANTE, Dr. Mamadou Kalifa GOITA.*

À minha equipa de trabalho no CV do CSREF: *Dr. Kadiatou TRAORE, Dr.ª Fatoumata TIERO, Dr.ª Issiacka TRAORE, Adama YANOGUE*

Que este trabalho vos inspire a uma maior coragem e autodeterminação. Sois chamados a viver num mundo em rápida evolução, onde tendes de enfrentar problemas novos e sempre crescentes, e sois obrigados a encontrar soluções originais para eles. O caminho da vida é longo e sinuoso. Em suma, lembre-se de que "o homem é o padeiro da sua própria vida". Espero que este trabalho seja para si um exemplo de coragem e um incentivo para fazer melhor.

Um agradecimento especial ao Dr. Kadiatou TRORE, que esteve sempre pronto a acolher-me desde o início da minha formação. Que ALLAH o acompanhe em tudo o que faz.

Ao Dr. Moussa DJIRE:

Ao longo das linhas deste trabalho, encontrarão toda a minha gratidão; perdido no meio dos meus textos, o senhor garantiu-me o bom desenrolar deste trabalho. Doutor, nunca deixarei de lhe agradecer o que fez por mim. Obrigado por tudo e boa carreira profissional.

Ao Professor Modibo SANGARE :

*Lembro-me bem daquele dia em que, depois de ter perdido a esperança, tiveste de me dizer aquelas palavras através da tua própria viagem; e se retirei daí uma conclusão, foi a seguinte: **DEUS É CAPAZ DE TE FAZER CRUZAR O DESERTO DURANTE QUARENTA (40) ANOS PARA QUE POSSAS SALVAR OUTRAS PESSOAS NO OUTRO FIM DA TERRA.** Dia e noite, INSHALLAH, nunca deixarei de rezar por ti e pelos teus descendentes. Longa vida, saúde e* *felicidade com um bom final, meu caro.*

A todo o pessoal do Serviço de Medicina Interna do CHME "Le Luxembourg".

A todos aqueles que, de perto ou de longe, me apoiaram na realização deste trabalho

A toda a 11ª classe do numerus clausus.

Muito obrigado a todos vós.

Ao nosso mestre e presidente de tese
Professora KAYA Assetou SOUKHO

☐ Professor Catedrático de Medicina Interna na FMOS

☐ Diretor do serviço de medicina interna do CHU point G ;

☐ Especialista em endoscopia digestiva ;

☐ Certificado em epidemiologia aplicada;

☐ Diploma de pós-graduação em gastroenterologia ;

☐ Presidente da Sociedade Maliana de Medicina Interna

☐ Membro da Direção da Sociedade Africana de Medicina Interna

Caro Mestre,

Ao longo deste trabalho, apreciámos muito as vossas qualidades científicas e humanas.

É uma grande honra para si presidir a este júri.

A sua pedagogia na vida social e profissional, o seu rigor no trabalho, o seu forte sentido do dever e a profunda amizade com os seus colegas e alunos fazem de si uma pessoa muito admirável.

Com este trabalho, esperamos estar à altura das vossas expectativas.

Caro Mestre, aceite, com toda a modéstia, a expressão da nossa imensa gratidão.

Que o Todo-Poderoso o proteja!

Ao nosso Mestre e diretor destas
Professor Djibril SY

☐ Membro da Sociedade Maliana de Medicina Interna (SOMIMA)

☐ Professor de medicina interna na FMOS;

☐ Diploma de medicina geriátrica da Universidade de Rouen e Paris VI em França;

☐ Médico hospitalar no Centro Hospitalar Universitário (CHU) do Point G

☐ Antigo interno dos hospitais de Bamako

Caro Mestre

Apreciámos muito a espontaneidade com que aceitou supervisionar este trabalho. Isso demonstra não só o seu interesse por este trabalho, mas também a sua preocupação constante com os alunos. A sua simplicidade e generosidade marcaram-nos ao longo de todo este trabalho, pois nunca colocou barreiras entre nós... Aceite, caro Mestre, os nossos sinceros agradecimentos.

Ao nosso Mestre e Co-Diretor de Tese
Professor MENTA Djenebou TRAORE

- [ ] Professor Associado de Medicina Interna na FMOS

- [ ] Membro da Sociedade de Medicina Interna do Mali

- [ ] Membro da Sociedade Argelina de Medicina Interna

- [ ] Médico hospitalar no CHU du Point G

- [ ] Diploma da Universidade de Paris VI sobre a gestão do VIH

- [ ] Formação pós-graduada em hepato-gastro-enterologia Mohamed V
Marrocos

Titular de um diploma universitário (DU) em anemia falciforme FMOS

Caro Mestre

Deu-nos a honra de codirigir esta obra,

A sua disponibilidade, a sua humildade, a sua modéstia e o seu carisma foram
sempre valores humanos apelativos para nós, desde o primeiro momento em que
nos conhecemos.

Ensinou-nos não só conhecimentos científicos, mas também os princípios da
vida social, porque não colocou barreiras entre nós.

Gostaríamos de expressar a nossa mais profunda gratidão.

Ao nosso Mestre e Membro do Júri
Dr. Fofana Youssouf

☐ Especialista em medicina interna ;

☐ Diploma em diabetologia; Diploma em anemia falciforme ;

☐ Secretário-Geral da Sociedade de Medicina Interna do Mali ;

☐ Membro da Sociedade Maliana de Endocrinologia, Doenças Metabólicas, Nutrição e Diabetologia;

☐ Membro da Direção da Sociedade Africana de Medicina Interna (SAMI)
Diretor de Medicina Interna no CHME Luxemburgo;
Caro Mestre, a sua experiência, a amplitude dos seus conhecimentos, o seu rigor científico e o seu dinamismo fazem de si um professor realizado, admirável e universalmente respeitado. Apesar da sua agenda preenchida, nunca deixou de acompanhar esta obra. Se este trabalho foi possível, devemo-lo à sua determinação e sentido de responsabilidade. Muito obrigado. Que o Todo-Poderoso vos conceda uma longa vida.

Ao nosso Mestre e membro do júri Dr. Kaly KEITA

☐ Internista

☐ Responsável pela investigação

☐ Médico hospitalar do Serviço de Medicina Interna do Centro Hospitalar do Ponto (CHU) do Ponto G

☐ Antigo diretor de medicina geral do hospital regional de Fousseyni Daou, em Kayes

☐ Membro da SOMIMA e SAMI

Caro Mestre

A grande honra que nos deu ao aceitar fazer parte deste júri dá-nos a oportunidade de expressar a nossa admiração e o nosso profundo respeito. A sua simplicidade e a sua disponibilidade marcaram-nos.

Os nossos mais sinceros agradecimentos.

INTRODUÇÃO

A diabetes mellitus, mais simplesmente designada por diabetes, é um grupo de doenças metabólicas caracterizadas por hiperglicemia resultante de defeitos na secreção ou na ação da insulina, ou ambos combinados[1] .

De acordo com a OMS, uma pessoa é considerada idosa se tiver pelo menos 65 anos [2] . No Mali, uma pessoa é considerada idosa quando tem menos de 60 anos. A geriatria é a medicina dos idosos, ao contrário da gerontologia, que se refere ao estudo do envelhecimento em todas as suas dimensões, incluindo a social, económica, demográfica, psicológica, antropológica, cultural, médica e outras [3]. Em geriatria, um doente geriátrico é definido como alguém com mais de 75 anos, na maioria das vezes com múltiplas patologias, em risco elevado de perder a sua autonomia ou de se tornar cada vez mais dependente [3].

Em todo o mundo, a grande maioria - pelo menos 90% - dos estados diabéticos é causada por uma doença assintomática de longa duração, que ocorre tipicamente após os 50 anos de idade, particularmente em pessoas com excesso de peso ou com antecedentes familiares da mesma doença: trata-se da diabetes tipo 2 (T2D). Nos idosos, existe um tipo 1 muito mais raro, de início lento (LADA) e, de uma forma mais geral, a chamada diabetes secundária. Os dados de um estudo de prevalência da diabetes efectuado em 146 países, abrangendo 90% da população adulta mundial, mostram que, entre 1980 e 2014, a prevalência da diabetes ajustada à idade passou de 4,3% para 9,0% nos homens e de 5,0% para 7,9% nas mulheres, ou seja, um aumento de 108 milhões em 1980 para 422 milhões em 2014 [4].

De acordo com a IDF, a prevalência da diabetes aumenta com a idade, sendo a prevalência estimada mais elevada na faixa etária acima dos 65 anos. Em 2019, o número estimado de pessoas que vivem com diabetes com idades compreendidas entre os 65 e os 99 anos era de 135,6 milhões (19,3%). Se esta tendência se mantiver, o número de pessoas com mais de 65 anos (65 a 99) que vivem com diabetes será de 195,2 milhões em 2030 e de 276,2 milhões em 2045. Estes dados apontam para um aumento significativo do número de pessoas que vivem com diabetes na população envelhecida nos próximos anos e sublinham os inevitáveis desafios económicos e de saúde pública que tal implica [5].

A África registará o maior aumento da diabetes no mundo, passando de 19,4 milhões em 2019 para 47,1 milhões em 2045 entre as pessoas com idades compreendidas entre os 65 e os 69 anos. O fardo da diabetes já se deslocou, portanto, em grande medida, para os países de rendimento médio e baixo, o que suscita sérias preocupações quanto à capacidade destes países para fazer face a esta "epidemia", tanto em termos de prevenção como de gestão[4].

No Mali, a incidência da doença está estimada em 2,4%, com uma curva de progressão semelhante à do continente em 2045[6] .

emeVu l'ampleur que prend la pathologie le diabete du sujet aдё en terme de prevalence, de dëpenses et de morbimortalitU dans le monde ainsi que dans notre pays, avec le caractere de probleme majeur de santë publique dans le monde durant le 3 millUnaire que lui a attribuéU l'OMS et le fait qu'il n^hait beaucoup d^tude sur le diabete chez le sujet aдё, considerámos necessário realizar este estudo com o objetivo de determinar a frequência hospitalar dos doentes diabéticos, bem como as particularidades clínicas e terapêuticas da diabetes nestes doentes no serviço de medicina interna do CME do Luxemburgo.

OBJECTIVOS

Objetivo geral :

Estudar os aspectos epidemiológicos, clínicos e terapêuticos da diabetes em indivíduos *idosos* no departamento de medicina interna do centro hospitalar Mëre-Enfant (CHME) le Luxembourg em Bamako.

Objectivos específicos :

> Determinar a frequência hospitalar da diabetes nos idosos

> Descrever as características clínicas do diabëte no idoso;

> Avaliação dos idosos de acordo com a Avaliação Geriátrica Global para adaptação terapêutica

> Descrever a gestão da diabetes nos idosos

PARTE I

1. GERAL

1.1 Definição :

A diabetes é um grupo hëtërogëne de doenças metabólicas caracterizadas por hiperglicemia crónica resultante de um defeito na secreção e/ou ação da insulina que pode levar a complicações micro e macroangiopáticas a longo prazo em relação a factores gënëticos e ambientais [7].

1.2 Critérios de diagnóstico :

Com a evolução da diabetes e o avanço das técnicas e dos recursos de diagnóstico laboratorial, foram adoptados vários critérios para o diagnóstico da diabetes. Atualmente, com base nos níveis de glicemia e de HbAlc, considera-se que um indivíduo tem diabetes se se encontrar numa das seguintes situações

■ Glicemia em jejum superior ou igual a 1,26 g/L (7 mmol/L), definida como ausência de ingestão de calorias durante pelo menos 8 horas;

■ Ou sinais clínicos de hiperglicemia, detectados por acaso em qualquer altura do dia, com um nível de glicose no sangue igual ou superior a 2 g/L (11,1 mmol/L), independentemente da distância da amostra de sangue em relação a uma refeição. Os sintomas da hiperglicemia, quando suficientemente marcados, são os sinais cardinais clássicos: poliúria, polidipsia, perda de peso inexplicada, frequentemente associada a polifagia;

■ Ou glicemia na 2ª hora de um OGTT superior ou igual a 2 g/L (11,1 mmol/L). O teste deve ser efectuado de acordo com as recomendações da OMS (Organização Mundial de Saúde), utilizando uma carga oral de glucose anidra de 75 g dissolvida em água;

■ Ou HbAlc maior ou igual a 6,5%.

> Além disso, são definidos os seguintes elementos:

■ Todos os indivíduos com uma glicemia em jejum entre 1 g/L e 1,25 g/L são considerados como tendo uma "glicemia em jejum anormal";

■ Os indivíduos com intolerância à glucose são definidos como todos os indivíduos cujo nível de glucose no sangue em jejum é inferior a 1,26 g/L e cujo nível de glucose no sangue na 2ª hora de um teste de hiperglicemia oral (75 g de glucose per os) se situa entre 1,40 g/L e 1,99 g/L;

■ Todos os indivíduos com uma HbAlc entre 5,7 e 6,4% [8] são considerados como estando em "alto risco de diabetes açucarada".

A glicémia apresenta uma variabilidade intra e inter-individual. Para uma glicémia em jejum de 1,26 g/L, foi demonstrado que o coeficiente de variabilidade biológica da glicémia, que incorpora a variabilidade intra-individual e inter-individual, é da ordem dos 6,9%. A HbAlc, por outro lado, tem uma variabilidade muito menor. Por este motivo, o grupo de peritos da ADA insistiu para que fosse incluída nos critérios de diagnóstico. Uma vez que a glicémia e a HbAlc podem variar no mesmo indivíduo, de um dia para o outro ou de uma amostra para a outra, o diagnóstico de diabetes mellitus nunca se deve basear numa única medição. Assim, se a hiperglicemia não for óbvia na primeira visita ou no primeiro teste, estes critérios devem ser confirmados por um novo teste algum tempo depois. Por exemplo, a descoberta de um nível de glucose no sangue em jejum de 1,40 g/L, ou seja, tegereiramente superior a 1,26 g/L, significa que uma nova amostra de sangue em jejum deve ser recolhida alguns dias mais tarde para confirmar este resultado[9].

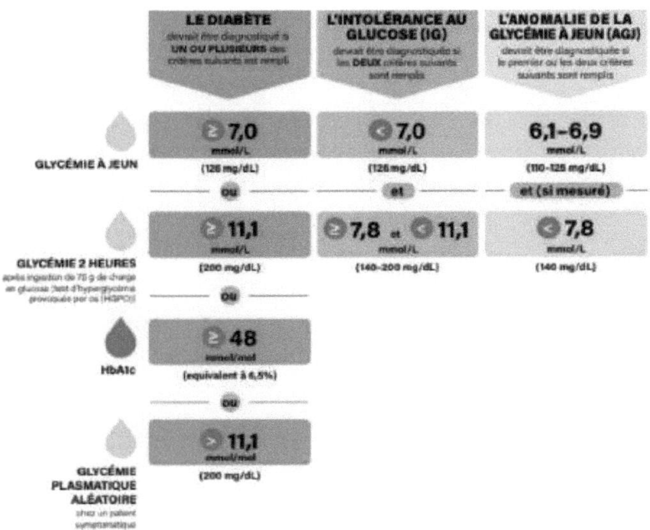

Figura 1: Critérios modificados para o diagnóstico da diabetes [5].

1.3 Classificação da diabetes :

A classificação da diabetes mudou muito pouco. **Em 1999,** as novas recomendações da OMS propuseram a eliminação das designações "insulino-dependente" e "não-insulino-dependente" e a manutenção apenas dos termos **"tipo 1" e "tipo 2",** dëtaШanting as diferentes formas de "outros tipos de diabetes", continuando a individualizar a diabetes gestacional [10].

1.4 Fisiopatologia da diabetes:

1.4.1. Diabetes tipo 1

A diabetes tipo 1, uma doença autoimune (em 90% dos casos e idiopática em 10%), específica das células в-pancreáticas, é um conceito que tem apenas 40 anos. Na década de 70, a descoberta de novos marcadores como o anticorpo anti-ilhotas (ICA) detectado por imunofluorescência indireta em secções de pâncreas humano por Bottazzo [11] e de moléculas do complexo principal de histocompatibilidade (MHC) associadas à diabetes pelo grupo Nerup [12] levou à classificação nosográfica desta forma de diabetes e à sua designação atual de diabetes tipo 1. A DM1 é responsável por **5-10%** dos casos de diabetes [13]. É mais frequentemente descoberta antes dos 35 anos de idade e caracteriza-se pela síndrome cardinal de poliúria, polidipsia, perda de peso e polifagia. Pode ser revelada abruptamente por cetoacidose [14]. Fisiopatologicamente, caracteriza-se por uma deficiência absoluta de insulina devido à destruição das células в dos ilhéus de Langerhans por um processo autoimune. Na maioria dos casos, foi sugerido o papel de factores ambientais (vírus, alterações da flora intestinal, dieta). Está envolvida uma predisposição genética. Em 10% dos casos, existe um historial familiar. Em 30% dos casos, está associada a outras doenças auto-imunes específicas de órgãos (doença de Basedow, tiroidite de Hashimoto, insuficiência suprarrenal lenta devido a retração cortical, doença de Biermer, doença celíaca, vitiligo) que são classificadas como síndromes auto-imunes poliendócrinas [15].

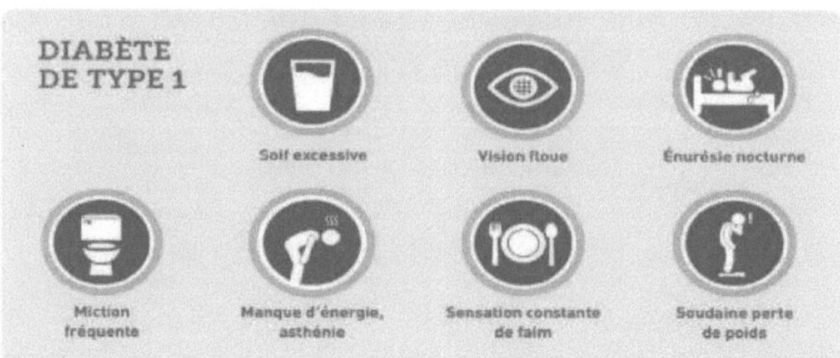

Figura 2: Sintomas típicos da diabetes tipo 1 [5].

1.4.2. Diabetes tipo 2 :

A forma "comum" da diabetes de tipo 2 é uma doença multifatorial, uma interface entre a resistência dos tecidos à ação da insulina, uma consequência deletéria da chamada civilização moderna, e a incapacidade, geneticamente transmitida ou adquirida nas fases iniciais da vida, das células в do pâncreas para compensar o aumento das necessidades de insulina do organismo que resulta diretamente desta situação. O papel da secreção deficiente de insulina e as inter-relações entre a insulinopenia e a resistência à insulina são atualmente melhor compreendidos [7].

Resistência à insulina :

A resistência à insulina é definida como a ação reduzida da insulina nos tecidos-alvo, músculo, fígado e tecido adiposo. Estudos de longa data, utilizando o método da pinça euglicémica hiperinsulinémica, demonstraram que, em doentes com diabetes tipo 2, a captação de glicose pelos tecidos periféricos, em particular o músculo, estava reduzida em comparação com indivíduos não diabéticos, com concentrações de insulina idênticas [16]. A redução da ação da insulina nos tecidos-alvo não é responsável pela diabetes se ocorrer isoladamente, sem défice de produção de insulina [17], sendo duas as situações fisiológicas: a gravidez (diabetes gestacional prevista pela resistência à insulina no 2° trimestre da gravidez) e o envelhecimento, que favorece a diabetes tipo 2 devido à redução da massa muscular, responsável por um aumento das necessidades de insulina.

Mecanismos de resistência à insulina

Os mecanismos pelos quais o aumento da massa adiposa diminui a ação da insulina a nível de todo o corpo são numerosos [18]: secreção de citocinas como o TNF-a, a interleucina 6, a resistina, o excesso de ácidos gordos livres na circulação pelo tecido adiposo. A resistência muscular à insulina é a caraterística comum a todos os diabéticos do tipo 2. Os mecanismos ëvoquédës para a explicar implicaram sucessivamente os transportadores de glicose (redução do seu número ou afinidade), a síntese de glicogénio e a ativação da glicogénio sintase. Esta última anomalia, localizada a jusante do recetor de insulina, representa certamente um dos primeiros mecanismos da doença. Outros locais de resistência à insulina são o adipócito e o fígado. Os lípidos circulantes são ëlevës na diabetes tipo 2 e são ëgalement um fator determinante na insulinoresistência]. Os ácidos gordos livres reduzem a captação muscular de glicose e aumentam a sua produção pelo fígado. Ao nível dos adipócitos, a incapacidade da insulina em inibir a lipólise é responsável por um aumento dos ácidos gordos livres, que estimulam a nëoglucogenëse, a síntese de triglicéridos e a produção de glucosëe hëpatica. Os ácidos gordos livres são então utilizados pelo músculo, onde reduzem a captação e o metabolismo da glicose, e pelo pâncreas, onde alteram a secreção de insulina (o conceito de "lipotoxicidade"). No fígado, a resistência à insulina resulta num débito de glicose inadequado, mesmo na presença de hiperglicemia, porque a produção hepática de glicose é menos inibida.

. Determinantes genéticos da resistência à insulina

Existem determinantes genéticos que controlam o metabolismo energético, ou seja, na prática, a maior ou menor suscetibilidade de desenvolver excesso de peso numa determinada situação nutricional. Estes factores modulam assim a sensibilidade à insulina [19].

. Alteração da secreção de insulina :

Um défice na secreção de insulina é o denominador comum de todas as formas de diabetes. A secreção deficiente de insulina, ou disfunção da insulina, pode assumir cinco formas: **anomalias da pulsatilidade, anomalias cinéticas, anomalias qualitativas, anomalias quantitativas e anomalias progressivas.**

Anomalia da pulsatilidade :

A insulina, como muitos hormônios, é sëcrëtëed no estado basal em um modo pulsátil, com picos a cada **10 a 15 minutos** sobrepostos a um "fundo" de oscilações mais amplas e lentas, cujo përiodicitë é de **60 a 120 minutos** [20]. O modo pulsátil é o mais ativo em termos mëtabólicos. Na diabetes tipo 2, há uma diminuição ou desaparecimento da sëcrëção rápida e oscilatória da insulina, anomalia já presente nas fases iniciais da doença [21-22]. Da mesma forma, uma redução **de 40% nos** quanta de insulina necessários para manter a glicemia normal foi observada em pacientes com diabetes tipo 1 ao mudar de administração contínua para pulsátil [23].

Anomalia cinegética :

Embora a segunda fase da 1 insuinosëcrëção seja responsável pela maior parte da sëcrëtëe de insulina, a fase inicial é crucial para o controlo da glycëmia e actua como um sinal, "preparando" o fígado e permitindo o aumento da depuração da glicose. O desaparecimento da fase inicial da insulinosëcrëção após a administração intravenosa de glicose é uma doniK'e clássica, dëcritada há mais de **30 anos** por Cerasi em pacientes com diabëte tipo 2 [24]. Esta anomalia foi confirmada por muitos autores [25-26]. A fase precoce desaparece assim que a glycëmia dëmia em jejum ultrapassa **1,15 g/L** [27].

Anomalias qualitativas e quantitativas :

O ensaio específico de insulina e seus precursores (método imunoradiométrico ou IRMA) descrito pelo grupo de Hales [28] demonstrou inequivocamente o déficit patente de 1 insuinosëcrëtion durante o diabëte tipo 2 e resolveu a controvérsia de um ëventuel "hiperinsulinismo" no diabëte tipo 2. Os pacientes com diabëte tipo 2 apresentam franca insulinopënia no l'ëtat basal e após carga de glicose, sejam eles de peso normal ou obëses [29-30]. Por outro lado, há uma hipercreção anormal de pró-insulina e peptídeos imaturos, como, em particular, a pró-insulina clixre em 32-33 (40% pelas células b, enquanto é responsável por apenas 5% no indivíduo não diabético tëmoin [31]).

Anomalia evolutiva :

A secreção de insulina em pacientes com diabetes tipo 2 é caracterizada por uma redução progressiva ao longo do tempo e por sua secagem programada. Estudos longitudinais [32,33] demonstraram uma redução gradual na secreção de insulina, enquanto a sensibilidade ŕ insulina permaneceu no seu nível reduzido inicial, mas não piorou. De não insulino-dependente, a diabetes tipo 2 passou a ser insulino-dependente ou insulino-dependente ao longo do tempo, ou seja, a insulina passou a ser necessária para controlar a hiperglicemia. A explicação que parece mais relevante para explicar a morte progressiva das células в é o papel tóxico dos radicais livres, produzidos nas excës em caso de hiperglicemia, e a apoptose das células в [34,35].

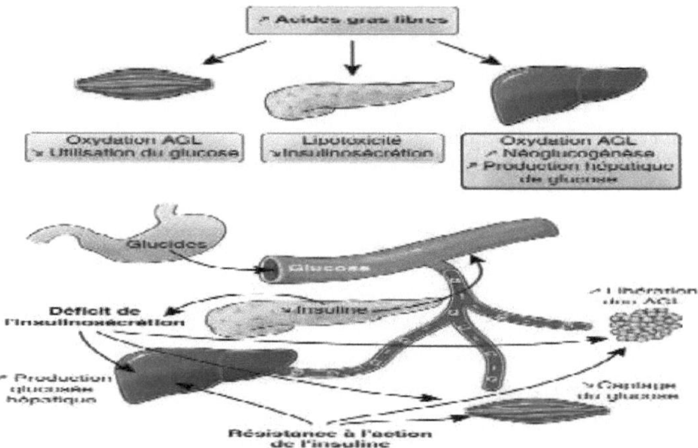

Figura 3: Impacto da secreção anormal de insulina e da insuiinosensibiiitë na diabetes tipo 2 [7].

1.4.3. Diabetes gestacional :

De acordo com a OMS e a Fëdëration internationale de gynecologie et d'obstëtrique (FIGO), a hiperglicemia durante a gravidez pode ser classificada como diabetes gestacional (DG) ou diabetes na gravidez (DIP) [36,37]. A diabetes gestacional é diagnosticada pela primeira vez durante a gravidez e pode ocorrer em qualquer altura da gravidez (mais provavelmente após as 24 semanas) [38]. O OGTT é recomendado para o rastreio da diabetes gestacional entre as 24 e as 28 semanas de gravidez, mas para as mulheres de alto risco, o rastreio deve ser efectuado mais cedo na gravidez [39].

Os critérios de risco elevado podem ser enumerados da seguinte forma:

- Obësitë sëvëre ;
- antëcëdentes de diabëte gestacional ou тёrе ter tido um filho com excesso de peso ao nascer;
- Presença de glicosúria ;
- Diagnóstico da síndrome dos ovários poliquísticos;
- História familiar de diabetes açucarada. O risco "aumentado" de diabetes gestacional é, portanto, reduzido pela presença de um dos factores acima mencionados.

1.5 Complicações da diabetes :

São classificadas em complicações agudas e crónicas

1.5.1. Complicações agudas :

Classicamente, existem quatro (4) destes, os primeiros dois dos quais são devidos à involução do diabëte, enquanto os últimos dois são iatrogénicos.

Cetoacidose diabética :

A c'toacidose diabética é uma complicação metabólica potencialmente fatal com uma taxa de mortalidade de cerca de 5%. Pode ocorrer tanto em diabéticos de tipo 1 como de tipo 2. No DM1, pode ser a causa da reversão da doença em 15 a 67% dos casos. A deficiência de insulina leva a um aumento da gluconeogénese hepática, da glicogenólise e à libertação de hormonas contra-reguladoras (glucagon, cat'colaminas, cortisol, hormona do crescimento). O resultado é uma produção de glicose que não é utilizada pelos tecidos-alvo (músculo, fígado, tecido adiposo), conduzindo a uma hiperglicemia. Esta hiperglicemia conduz a uma poliúria osmótica, responsável pela desidratação. A insuficiência renal funcional instala-se, limitando a eliminação da glicose. A deficiência de insulina e a elevação das hormonas contra-reguladoras promovem igualmente a lipólise dos triglicéridos em ácidos gordos livres. Estes ácidos gordos são transformados em corpos tónicos no fígado. A c'togénese resulta na síntese do ácido ʙ-hidroxibutírico e do ácido acetoacético. Estes ácidos são eliminados pelas vias urinária e respiratória. A sua acumulação leva ao desenvolvimento de uma acidose metabólica, que é agravada pela insuficiência renal. Clinicamente, distinguem-se duas fases: a fase de c'tose que associa os sinais cardinais da diabetes major e um quadro digestivo (náuseas, vómitos, dores abdominais) e uma fase de c'toacidose que compreende a dispneia de Kussmaul, uma desidratação predominantemente extracelular e perturbações da consciência. O coma efetivo ocorre em menos de 10% dos casos. Os testes biológicos revelam hiperglicemia (> 2,50 g/l), cëtonemia > 5 mmol/l e cëtonúria ++ em ++++. O tratamento baseia-se na reidratação, insulinoterapia, correção de distúrbios liidro-electrolíticos e tratamento de um fator ëventuel dëclenchant [40].

. Coma hiperosmolar :

A diabetes tipo 2 é menos frequente do que a cetoacidose, mas tem uma taxa de mortalidade mais elevada, de cerca de 20%. Esta taxa de mortalidade é atribuível à fragilidade do estado do doente, às complicações e ao mau controlo. Em termos fisiopatológicos, a hiperosmolaridade resulta da combinação da insulinopenia e da redução das hormonas contra-reguladoras. Isto leva à estimulação da neoglucogénese, à glycogënolyse e a uma diminuição do consumo de glicose përiphëric, levando à hiperglicemia. A hiperglicemia, por sua vez, leva à diurese osmótica, resultando em desidratação. A insuficiência renal funcional instala-se, agravando a hiperglicemia e estabelecendo hipernatremia. As células, na falta de glicose, voltam-se para o metabolismo lipídico. No entanto, é produzida insulina suficiente para bloquear a lipólise e a cetogénese [41]. A hiperosmolaridade desenvolve-se ao longo de vários dias num determinado tipo de doente (idade >70 anos, diabetes não reconhecida, diabetes não tratada com insulina, perturbações cognitivas, tratamento com determinados medicamentos como corticosteróides, diuréticos, bloqueadores ʙ) na presença de um fator desencadeante em 80% dos casos (infecções, enfarte do miocárdio, acidente vascular cerebral, doença médica ou cirúrgica). Os sintomas incluem desidratação, que conduz progressivamente a astenia e perda de peso, e perturbações da consciência que conduzem ao coma, por vezes acompanhado de convulsões. Pode também ocorrer um colapso cardiovascular. Os exames biológicos revelam glicemia >6g/l, que pode aumentar para 15g/l, osmolaridade plasmática >350 mosm/l, natremia corrigida >150 mmol/l e hipercreatinemia [42]. O tratamento baseia-se na reidratação, insulinoterapia, correção dos distúrbios electrolíticos, antibioterapia, se necessário, após a recolha de amostras de sangue, e prevenção de doenças tromboembólicas [43].

Coma hipoglicémico :

A hipoglicemia é definida como um nível de glucose no sangue <3,9mmol/L (0,7 g/L). Afecta tanto os diabéticos de tipo 1 como os de tipo 2 tratados com insulina, sulfonilureias ou, mais raramente, biguanidas [44]. Em indivíduos saudáveis, a diminuição da glicémia conduz a uma diminuição da insulinémia e a um aumento das hormonas contra-reguladoras. A queda da insulinemia resulta num aumento da síntese de glicose pelo fígado e numa redução da sua utilização pelos tecidos alvo (músculo e tecido adiposo). O aumento do glucagon estimula a glvcogënolvse. A adrenalina também estimula a síntese de glucose. Nos diabéticos, esses mecanismos de defesa podem estar alterados, levando à hipoglicemia [45]. A hipoglicemia, em torno de 3,6-3,9 mmol/L, manifesta-se por sinais neurovegetativos (sudorese, palpitações, tremores, fome) e neuroglicopénicos (problemas de concentração ou humor, dificuldades de fala, incoordenação, diplopia, problemas de comportamento) quando os níveis de glicose no sangue estão em torno de 3mmol/L. Pode evoluir para coma com convulsões [46]. Na prática, a ADA propôs a classificação da hipoglicemia em hipoglicemia grave, hipoglicemia sintomática documentada, hipoglicemia assintomática e hipoglicemia relativa [45]. A hipoglicemia ligeira é tratada com a ingestão de 3 torrões de açúcar ou 3 colheres de compota, ao passo que a hipoglicemia com perturbação da consciência requer injecções intravenosas de glucose ou injecções intramusculares de glucagon [47].

Acidose láctica :

A acidose láctica é uma acidose metabólica orgânica devida a uma acumulação de ácido lático por um aumento da sua produção ou uma diminuição da sua utilização [48]. O ácido lático resulta da conversão do piruvato durante a glicólise. Em condições aeróbicas, existe um equilíbrio entre a libertação tecidular de ácido lático e a sua absorção pelo fígado e pelos rins. Numa situação de hipoxia ou de perturbação circulatória aguda ou de insuficiência de eliminação (insuficiência renal e hepática) nos diabéticos de tipo 2 que utilizam metformina, este equilíbrio perde-se a favor do ácido lático, o que provoca uma hiperlactatemia. Esta hiperlactatemia pode ultrapassar a capacidade de captação hepática e renal, levando ao desenvolvimento de acidose metabólica. O quadro clínico inicia-se com astenia, cãibras musculares e dores abdominais ou torácicas. Quando a acidose se instala, surgem perturbações da consciência, polipneia, taquicardia, queda da tensão arterial e oligúria. Se não for tratado, o doente evolui para um estado de choque. Os exames biológicos revelam Estes incluem acidose metabólica pH<7,3; anion gap elevado - 12 mmol/l; lactato -mia> 7mmol /1; a glicemia pode estar elevada, normal ou diminuída; e insuficiência renal liipercalémica funcional [49]. Baseia-se na depuração extrarrenal. A prevenção requer o cumprimento das contra-indicações e precauções para o uso da metformina [48].

1.5.2. Complicações crónicas da diabetes:

As complicações crónicas do diabëte são:

- Danos nos vasos sanguíneos,

- Músculos,

e nervos, que ocorrem durante a revolução prolongada do diabëte. Existem dois tipos, as microangiopatias (lesões nos olhos, rins e nervos) e as macoangiopatias (lesões no coração, nas artérias do cérebro e nos membros inferiores).

Complicações microangiopáticas :

Doenças oculares: A doença ocular diabética é uma complicação particularmente temida da diabetes e inclui essencialmente a retinopatia diabética (RD), a retinopatia macular diabética (RMS), a catarata e o glaucoma, mas também a diplopia e a incapacidade de focagem.

- Retinopatia diabética: RD

É a principal causa de cegueira em pessoas com idades compreendidas entre os 20 e os 60 anos nos países desenvolvidos: 2% dos diabéticos ficam cegos e 10% ficam com visão parcial [50]. Em 2019, uma revisão sistemática[51] da incidência da RD com base em oito estudos realizados após 2000 (cinco na Ásia, um na América do Norte, um nas Caraíbas e um na África Subsariana) concluiu que a incidência anual de RD variava entre 2,2% e 12,7% e que a progressão anual para RD ameaçadora da visão era de 3,4% a 12,3%.Os factores de risco e de agravamento da retinopatia diabética são a duração da progressão da diabetes, um controlo diabético deficiente e um controlo glicémico demasiado rápido, a hipertensão, a cirurgia às cataratas, a dislipidemia, a puberdade e a gravidez[52]. Embora certos problemas visuais possam indicar a presença de retinopatia diabética (letras dëformëadas durante a leitura, dificuldade em passar do claro para o escuro...), a retinopatia permanece silenciosa durante muitos anos e os sinais clínicos só aparecem na fase de complicações (nëo vascularização da retina, redëme macular). Qualquer diminuição da acuidade visual corresponde a lesões muito avançadas que evoluem a um nível baixo. Associa, portanto, dois tipos de lesões:
- As oclusões capilares da retina, causa da isquémia da retina, e a sua complicação, a neovascularização pré-retiniana.
- A rutura da barreira hemato-retiniana interna, fonte de difusão, leva à formação de cicatrizes maculares. Embora existam tratamentos eficazes para retardar a progressão da doença e evitar a cegueira, o melhor tratamento continua a ser a prevenção através de exames regulares (pelo menos uma vez por ano) com um oftalmologista. O equilíbrio glicémico, o controlo da pressão arterial e um estilo de vida saudável também ajudam a retardar a progressão da doença.

Classificação da retinopatia diabética :
- **Estádio 1: RD** não-proliferativa (<u>mínima</u>: micro-aneurismas; <u>moderada</u>: hemorragias punctiformes, nódulos disúricos; <u>grave</u>: (pré-proliferativa) : AMIR, hemorragia irregular
- **Fase 2: RD** proliferativa não complicada >neovaisseau preretiniens et pré papillaires, ou compiiquee> hemorragia intravítrea, descolamento da retina por tração, glaucoma neovascular que pode progredir por si só apesar do tratamento.

> **Maculopatia:** Pode ser observada em todas as fases.
>iscliemique
>Redundância focal
>Redistribuição difusa

> **Glaucoma:** Neovascular devido a hipertonia intraocular

> **Cataratas:** 4 a 10% dos jovens diabéticos desenvolvem-nas precocemente

. Nefropatia diabética :

A nefropatia diabética é definida pela presença persistente de albuminúria na presença de diabetes, mais ou menos associada a uma alteração da depuração da creatinina [53]. A diabetes é a principal causa de doença renal crónica terminal. A sua prevalência é de 60% nos Estados Unidos e quase 40% na Europa [54]. A nível mundial, mais de 80% da doença renal terminal deve-se à diabetes, à hipertensão ou a uma combinação das duas. A percentagem de doença renal terminal atribuída à diabetes varia entre 10% e 67% [55]. Além disso, a prevalência da doença renal terminal é até 10 vezes mais elevada nas pessoas que vivem com diabetes do que no resto da população. Aproximadamente 50% das pessoas com diabetes desenvolverão nefropatia durante a sua vida [56]. Os principais factores de risco para a nefropatia diabética são uma longa história de diabetes e um mau controlo crónico da glicemia e da pressão arterial. Outros factores têm sido sugeridos: tabagismo, dislipidemia, proteinúria, hiperfiltração glomerular e dieta [57]. A lesão renal em diabéticos idosos raramente é puramente glomerular, mas mais frequentemente multifatorial. Em caso de deterioração da função renal, a uropatia obstrutiva deve ser sempre considerada, especialmente nos homens, nos quais o exame rectal deve ser efectuado como rotina. O rastreio da nefropatia diabética é recomendado cinco anos após a descoberta da DM1. No caso da DM2, o rastreio deve ser efectuado logo após o diagnóstico de diabetes, uma vez que 7% deste grupo de doentes já apresenta microalbuminúria no momento do diagnóstico [57]. O diagnóstico da nefropatia diabética baseia-se na constatação de albuminúria confirmada em duas ocasiões por três análises de urina com um intervalo de uma a oito semanas.

A microalbuminúria patológica é um fator preditivo de mortalidade e morbilidade cardiovascular

Classificação da nefropatia diabéticaj

A nefropatia diabética evolui em 5 estádios **(classificação de Mogensen)** [58].

* **Fase 1:** Nefropatia funcional **(desde o início da diabetes)**

EUA normal (<30mg/24h), PA normal

* **Fase 2:** Doença renal silenciosa (latente) **(após 2 a 6 anos)**

EUA de esforço normal ou elevado, PA normal

* **Fase 3:** Nefropatia inicial (incipiente) **(7 a 15 anos)**

Presença de microproteinúria permanente: EUA 30-300mg/24h; PA normal ou elevada.

* **Fase 4:** Doença renal confirmada **(após 15 anos)**

EUA>300mg/24h >macro   proteinúria>síndrome nefrótica,

Hipertensão e retinopatia

* **Fase 5: Insuficiência** renal em fase terminal **(7 a 15 anos)**

Hipertensão constante, ^Filtração glomerular

Necessidade de diálise

Neuropatia diabética :

A diabetes é a principal causa de neuropatia a nível mundial. A sua prevalência varia de 8 a 60%, consoante o estudo, e aumenta com a duração da diabetes. Para além disso, 7,5% dos doentes desenvolvem neuropatia sintomática assim que a diabetes é diagnosticada. Afecta tanto o sistema nervoso autónomo como o periférico [59]. Os principais factores de risco são a duração da doença e o mau controlo da diabetes, como na nefropatia e na retinopatia diabética. Outros factores como a idade superior a 50 anos, o sexo masculino, a estatura elevada, o alcoolismo, a hipoxia crónica, factores nutricionais, a isquémia arterial dos membros inferiores e um controlo glicémico demasiado rápido têm sido sugeridos [60]. A hiperglicemia crónica leva à conversão da glicose em sorbitol, que se acumula na célula. Esta acumulação de sorbitol leva a uma diminuição da atividade da bomba de sódio-potássio adenosina trifosfatase (Na+/K+ATPase), resultando num abrandamento da velocidade de condução. A glicação conduz igualmente à formação de produtos de glicação avançada (AGEs), que desnaturam as proteínas do sistema nervoso. O aumento dos radicais livres está na origem do stress oxidativo. A classificação de Brown e Asbury permite dividir as neuropatias em quatro tipos:

Neuropatias distais e simétricas

Neuropatias motoras proximais simétricas

Neuropatias focais e multifocais

Neuropatia autonómica (neuropatia do aparelho digestivo, neuropatia vascular, neuropatia genital, neuropatia autonómica cardíaca,...)

O objetivo do tratamento é aliviar os sintomas da neuropatia. Baseia-se no controlo glicémico e em antidepressivos tricíclicos, antiepilépticos e derivados de opiáceos. Os analgésicos de nível 1 não são muito eficazes [59].

Complicações macroangiopáticas :

Doença cardíaca :

> Insuficiência cardíaca :

Mais cedo e mais sëvëre, muitas vezes sem dor:

Isquemia miocárdica silenciosa (IMS): 30%.

Enfarte do miocárdio (MI) indolor: 50 a 70%.

No DM1, a incidência de acidentes cardio-isquémicos é de 5% após os 30 anos de idade, sendo a insuficiência renal um fator importante. No DM2, o risco é 2 a 3 vezes superior.

A fisiopatologia é uma combinação de lesões ateroscleróticas multi-trunculares e distais, estenose moderada e anomalias da microcirculação coronária. O risco cardiovascular está ligado à resistência à insulina. Esta síndrome é acompanhada de hipertensão arterial e de perturbações lipídicas: - Diminuição do HDL-colesterol (High Density Lipoproteins-cholesterol), que transporta o colesterol para o fígado para ser eliminado - Aumento do LDL-colesterol (Low Density Lipoproteins-cholesterol). Ocorrem também fenómenos inflamatórios, provavelmente devido à secreção pelo tecido adiposo destes mensageiros inflamatórios. Todos estes factores são factores de risco para o desenvolvimento de complicações cardiovasculares. O sedentarismo, o stress e, sobretudo, o tabagismo podem também contribuir para estes fenómenos [33]. As complicações cardiovasculares são a principal causa de morte em doentes com diabetes tipo 2. A morbilidade e a mortalidade cardiovasculares são multiplicadas por um fator de 2 a 3 nos homens e de 4 a 5 nas mulheres.

> Neuropatia cardíaca :

Resulta em taquicardia em repouso, hipotensão ortostática que leva a mal-estar e síncope ou acidente vascular cerebral ortostático, paragem cardiorrespiratória súbita durante a anestesia.

Arteriopatia dos membros inferiores:

Esta é uma complicação clássica do diabëte, geralmente considerada como uma das localizações da macroangiopatia. Além do dësëquilibre glycëmique, o tabagismo é um poderoso fator de risco para esta condição. Não há nada específico sobre os sinais clínicos, mas raramente são isolados e são mais frequentemente associados à neuropatia diabética e à infeção, que juntos formam o pé diabético. É precoce, rapidamente progressiva, difusa, principalmente na perna, e associada a mediacalcose (calcificação da média).Pode ser assintomático (bem compensado), caso em que é um marcador de dano arterial global, caso em que a prova é representada pelo risco cardiovascular global; ou sintomático (classificação de Leriche e Fontaine), caso em que o risco imediato é avaliado pelo risco de distúrbio trófico e amputação.

Classificação de Leriche e Fontaine:
* **Fase 1:** Latência clínica
* **fase 2:** claudicação intermitente
* **fase 3:** dor de decúbito
* **fase 4:** Gangrena seca ou húmida

Arteriopatia cerebral: acidente vascular cerebral (AVC)

Devido à aterosclerose dos vasos do pescoço (artérias carótidas, artérias vertebrais), este tipo de AVC é mais isquémico do que hemorrágico. Os sinais clínicos são variados, com início súbito de défice sensorial, motor ou sensório-motor.

Hipertensão arterial (HA) :
* Frequente no T2DM: 43%.
* Frequente em T1DM com ^fropatia
* Aumenta o risco de micro e macro angiopatia
* **Cada \$PAS está associado a um aumento de 15% do risco coronário.**

Complicações mistas :

> Pé diabético:

O conceito de "pé diabético" abrange todas as condições (feridas, deformidades, ulcerações) que afectam o pé em doentes diabéticos, diretamente relacionadas com as consequências da hiperglicemia.

Infeção, ulceração ou destruição dos tecidos profundos do pé associada a neuropatia e/ou arteriopatia periférica dos membros inferiores em doentes diabéticos. A sua prevalência varia de 1,8% a 7,4% [61]. As amputações são 10 a 20 vezes mais frequentes nos doentes diabéticos [62].

Em cada 20 segundos há uma amputação em todo o mundo devido à diabetes (1,3 milhões de pessoas com diabetes perdem uma perna todos os anos).

Pode ser utilizado um sistema de classificação para identificar os doentes com risco de problemas nos pés:

S **Grau 0**: ausência de neuropatia sensorial e de arteriopatia

S **Grau 1**: presença de neuropatia sensitiva isolada

S **Grau 2**: associação de neuropatia com arteriopatia ou deformidades do pé

S **Grau 3**: história de ulceração com duração superior a 3 meses ou amputação.

A neuropatia manifesta-se por hipoestesia e favorece as deformações osteoarticulares. Com estas deformações, os pontos de pressão estão permanentemente sob pressão. O organismo reage com uma hiperqueratose, que evolui para um calo. Este calo disseca o tecido mole, formando uma coleção estéril. O calo pode também romper-se e formar uma porta de entrada. A ocorrência de uma ferida numa arteriopatia leva a um aumento da necessidade de fluxo sanguíneo local, que já está no máximo. Isto leva ao desequilíbrio e à necrose. A necrose ajuda a manter a infeção que, ao se espalhar, amplia a necrose [63].

Para a prática clínica,

A gestão baseia-se no controlo glicémico, na remoção da pressão, no tratamento local da ferida, na terapia antibiótica, se necessário, e na atualização da vacinação antitetânica [63].

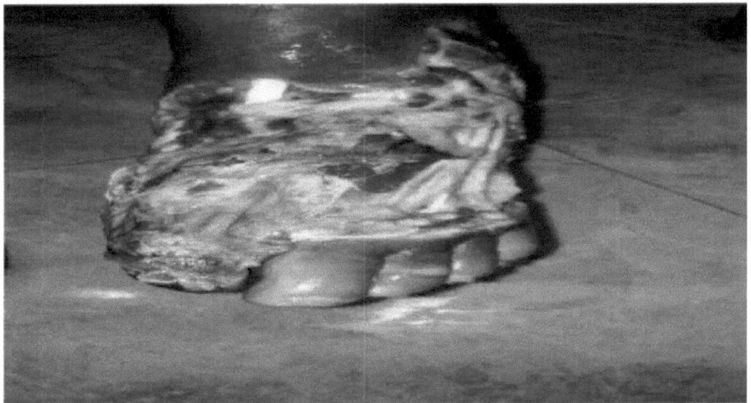

Figura 4: Pé de um diabético, classe D3 segundo a classificação do Texas. >

Disfunção erétil :

A disfunção erétil (DE) é definida como a incapacidade persistente ou recorrente de obter ou manter uma ereção que permita uma relação sexual satisfatória [64]. A sua prevalência varia com a idade; a sua frequência é de 32% em doentes com DM1 e 46% em doentes com DM2. Os factores de risco para a DE incluem diabetes, doença cardiovascular, dislipidemia, tabagismo, deficiência hormonal e perturbações psicológicas [65]. A gestão é baseada numa dieta saudável, controlo glicémico, tratamento dos factores de risco e tratamento específico. Este tratamento específico é baseado em inibidores da fosfodiesterase tipo 5 (Sildenafil, Tadalafil, Vardenafil), tratamentos locais (injecções intracavernosas, géis de prostaglandina intrauretral) e implantes penianos [64].

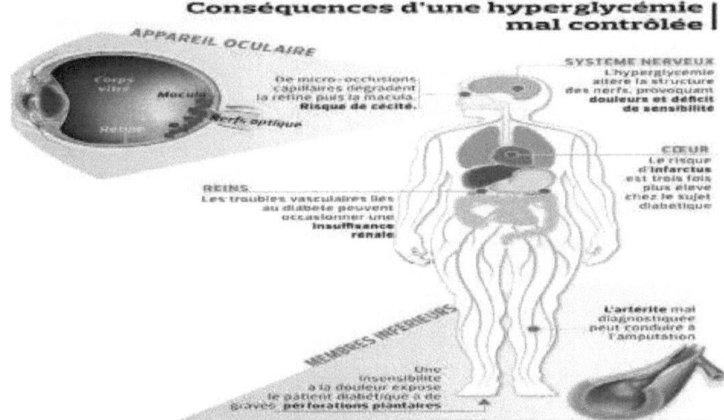

Figura 5: Complicações crónicas da diabetes [66].

1.6 TRATAMENTO

1.6.1. Objetivo do tratamento:

-AшëHorer a qualidade de vida do doente diabético

-Prevenir ou tratar as complicações da diabetes

1.6.2. Objectivos do tratamento :
* **Objectivos gerais do tratamento**
* Reduzir os sintomas associados à hiperglicemia e prevenir a hipoglicemia,
* Detetar, tratar e reduzir o agravamento das complicações da diabetes,
* Gerir as patologias associadas para reduzir a incapacidade funcional e melhorar a qualidade de vida,
* Promover uma atitude positiva nos doentes e nas pessoas que os rodeiam.

> Objectivos glicémicos :
Devem ser individualizados, tendo em conta :
* A esperança de vida (função da idade fisiológica e das patologias associadas),
* A existência de complicações da diabetes.
Esquematicamente, podem ser encontradas várias situações:
* Num doente com diabetes de longa data, não há, em princípio, razão para alterar os objectivos do tratamento. Deve procurar-se o melhor equilíbrio glicémico possível, tendo em conta o risco de hipoglicemia (glicose plasmática em jejum de cerca de **1,40 g/l (7,7 mmol/l); com HbA1c de cerca de 7,5%).**
* Nos doentes **com menos de 75 anos e sem incapacidade,** a descoberta da diabetes impõe objectivos glicémicos idênticos. Esta abordagem justifica-se pelo facto de o doente ter esperança de vida suficiente para desenvolver microangiopatia e de existir uma correlação entre o controlo glicémico e a mortalidade cardiovascular.
* Nos doentes **com mais de 75 anos** com diabetes recentemente diagnosticada, os objectivos glicémicos devem ser definidos individualmente, tendo em conta a esperança de vida e o risco de hipoglicemia. De facto, não existem estudos que demonstrem os benefícios de um controlo glicémico rigoroso acima dos 75 anos.
* Nos doentes polipatológicos com uma esperança de vida curta, o objetivo deve ser atingir uma glicemia de conforto de **2 g/l (11 mmol/l),** com monitorização para evitar o coma hiperosmolar.

1.6.3. Métodos de tratamento :
Existem dois tipos principais:
Tratamento não farmacológico: Dieta e atividade física;
Tratamento farmacológico.
Meios não-farmacológicos
Educação terapêutica dos doentes :
De acordo com a OMS, "o objetivo da educação terapêutica é formar os doentes para que adquiram as competências adequadas para alcançar um equilíbrio entre a sua vida e o controlo ideal da sua doença. A educação terapêutica do doente é um processo contínuo que faz parte integrante dos cuidados médicos. A educação terapêutica do doente inclui a sensibilização, a informação, a aprendizagem e o apoio psicossocial, todos eles relacionados com a doença e o seu tratamento. A formação deve também permitir que os doentes e as suas famílias trabalhem mais eficazmente com os seus prestadores de cuidados". [67]

> Regime higiénico e dietético :
Embora o tratamento farmacológico seja essencial na gestão da maioria dos doentes diabéticos, a maioria das recomendações reconhece que as medidas higiëno-diëtéticas continuam a ser uma das bases da terapia da diabetes, quer seja do tipo 1 ou do tipo 2. O tratamento inicial da diabetes tipo 2 consiste em modificar os hábitos de vida: dieta e

atividade física; 80% dos diabéticos tipo 2 são obesos. A luta contra a sëdentaritë, juntamente com uma dieta ëquılibrëe, são, portanto, os fundamentos essenciais da gestão da diabëte tipo 2.

Dada a frequência da sobrecarga de peso na diabetes tipo 2 e o papel fisiopatológico desempenhado pela resistência à insulina induzida pela sobrecarga de peso na diabetes tipo 2, podemos afirmar que o controlo e a restrição da ingestão calórica é, na maioria dos casos, o denominador comum das medidas dietéticas. Com base nesta observação, foram propostas numerosas estratégias dietéticas: dietas tradicionais, dietas seletivamente restritivas em hidratos de carbono ou lípidos.

As dietas de emagrecimento (hipocalóricas) baseiam-se num equilíbrio entre a ingestão calórica e o gasto energético, mas muitas vezes falham porque os doentes têm dificuldade em suportar os constrangimentos da restrição calórica a longo prazo. Os hábitos alimentares devem ser avaliados no início do tratamento através de um inquérito dietético. [68]

• O inquérito alimentar :

Permite-lhe especificar o nível de calorias, sem esquecer as calorias provenientes do álcool, o número de refeições ingeridas por dia e a repartição entre os diferentes nutrientes.

• Rëdução na ingestão de calorias:

O objetivo é conseguir uma perda de peso de 1 a 4 kg por mês. O consumo de calorias é geralmente reduzido em 20 a 30% em relação aos dados do inquérito dietético. No entanto, uma dieta muito hipocalórica é incompatível com uma vida social, profissional e familiar normal. Nestas condições, é raro que seja prescrita aos diabéticos uma dieta inferior a 1600 calorias para as mulheres e 1800 calorias para os homens. Naturalmente, o nível de calorias será adaptado ao ritmo de perda de peso e à tolerância.

- Repartição da ingestão de alimentos :

A ingestão de calorias deve ser distribuída por pelo menos 3 refeições por dia. Tomar o pequeno-almoço é importante, mas está frequentemente ausente nas pessoas obesas. É frequentemente útil dividir a dieta em cinco porções (3 refeições principais e 2 lanches) para distribuir a ingestão de calorias de forma mais uniforme ao longo do dia. As refeições e os lanches devem ser misturados. A combinação de hidratos de carbono com proteínas e lípidos torna as refeições menos hiperglicémicas.

- Distribuição entre os diferentes nutrientes :

Deve estar próximo da distribuição normal:

50-55% de hidratos de carbono,

30-35% de lípidos e

15% de proteínas.

A ração de segurança de hidratos de carbono a manter é de, pelo menos, 100 g de hidratos de carbono por dia. A ingestão mínima de proteínas é de 0,7g/Kg/dia.

- Hidratos de carbono: [69] [70]

- Os hidratos de carbono não são macronutrientes essenciais. Devem ser incorporados na dieta de uma forma sensata e razoável. Limitá-los é uma solução simples, eficaz e segura para controlar o peso. São a primeira fonte de energia a ser reduzida quando se pretende perder peso.

- Evitar ou limitar os hidratos de carbono com um índice glicémico elevado. Favorecem a acumulação de gorduras, estimulam o apetite e aumentam o risco de diabetes, doenças cardiovasculares e hipertensão arterial. Incluem o açúcar de mesa, os produtos de confeitaria, a pastelaria vienense e outros produtos de pastelaria, bem como alimentos refinados como o pão branco e os cereais de pequeno-almoço, como os cornflakes. Os açúcares de absorção rápida devem ser evitados, em parte porque são hiperglicémicos, mas também porque fornecem uma quantidade significativa de calorias num pequeno volume. A fruta pode ser consumida, mas apenas numa escala limitada.

A fruta representa 5% da ingestão de hidratos de carbono, o leite 5% e os açúcares lentos 90%.

Deve tentar manter a fruta na sua dieta, tendo em conta que os alimentos sólidos têm um índice glicémico mais baixo do que os alimentos líquidos (é melhor comer uma laranja inteira do que beber uma laranja espremida), e deve encorajar o consumo de maçãs, kiwis e pêras verdes em vez de frutos mais doces (bananas, melão, etc.).

- Dê prioridade aos hidratos de carbono com um índice glicémico baixo ou moderado. Estes têm a vantagem de não provocar picos de insulina. Os legumes, que devem ser consumidos com moderação, devem constituir a parte principal da ingestão de hidratos de carbono, assim como a fruta, uma por refeição. Outras fontes interessantes de hidratos de carbono são o arroz basmati ou selvagem, a quinoa, o trigo mourisco, a batata doce e outros tubérculos. As leguminosas também podem ser uma fonte interessante (sempre após demolha e/ou fermentação, e com uma cozedura suave). Finalmente, os cereais não são uma fonte a privilegiar, nomeadamente o trigo "moderno" em todas as suas formas (pão, massas, etc.) que deve ser evitado sempre que possível. É preferível preferir os seus antepassados (espelta pequena ou kamut), ou cereais como o painço, a cevada ou a aveia (de preferência nas versões semi-completas).

- Preferir a cozedura al dente: Para evitar o aumento do índice glicémico dos hidratos de carbono. Em resumo, tente comer hidratos de carbono em todas as refeições, mas em quantidades razoáveis: prefira os açúcares ditos "lentos", como o pão integral, as massas al dente e o arroz semi-cereal.

- Lípidos: [69,70]

As gorduras são essenciais à vida. Não devemos negligenciá-las, mas dar prioridade às gorduras de boa qualidade:

- Evitar, na medida do possível, os ácidos gordos trans e os óleos industriais parcialmente hidrogenados (nomeadamente fast food, refeições industriais preparadas);

- Limitando certos ácidos gordos saturados (charcutaria gorda como rillettes, salsichas, roseta);

- O consumo de ácidos gordos polinsaturados e monoinsaturados é preferível ao de ácidos gordos saturados. Deve-se tentar limitar o excesso de lípidos (uma colher de sopa de azeite por dia) e preferir os óleos vegetais às gorduras animais, de forma a atëHoгeг a relação отёдa 6 / отёдa 3 e assim proporcionar um efeito vasoprotector.

- E não se esqueça dos ómega 9 presentes no azeite, nas nozes de macadâmia e no abacate;

- Privilegiando os ácidos gordos essenciais ómega 3 (peixes gordos, nozes, óleo de linhaça), tendo o cuidado de reduzir o consumo de ómega 6 (óleo de girassol, de soja, de mate, de grainha de uva ou de cártamo).

• Bebidas alcoólicas: Devem ser reduzidas devido ao seu elevado teor calórico e ao vício e dependência que acarretam. Não se deve exceder um copo de vinho por refeição.

• Fibras alimentares: [71] O seu consumo tem um duplo efeito! Por um lado, reduzem a hiperglicemia pós prandial e, por outro, ajudam a combater a obstipação induzida por uma dieta hipocalórica. Embora o nosso organismo não seja capaz de as digerir, as fibras são vitais para o nosso sistema digestivo. Além de desempenharem um papel importante na ação mecânica da digestão, estão diretamente envolvidas na boa saúde da nossa flora intestinal, que por sua vez desempenha um papel importante na manutenção do nosso sistema imunitário. É aconselhável comer o maior número possível de tegumes. Tegumineuses também podem ëlre uma fonte interessante de fibra (após imersão / fermentação). Por último, mas não menos importante, pense nos frutos secos (amêndoas, nozes, avelãs) e nos cogumelos, que são muito ricos em в-glucanos, que estimulam o sistema imunitário, além de serem fermentados no intestino.

É importante optar por cereais integrais e produtos biológicos à base de cereais integrais ou semi-integrais (pão integral, arroz integral, massas integrais), frutos secos e sementes. Quanto mais refinados forem os cereais (e, por conseguinte, quanto menos completos forem), menor será o seu teor em fibras. As fibras estão presentes na aveia (flocos, farelo, farinha), na cevada, no centeio, nas leguminosas (feijão vermelho ou branco, lentilhas verdes ou corais, grão-de-bico, feijão), nos figos secos e nas ameixas secas. Os frutos ricos em pectina, como as maçãs, as pêras e as laranjas, e os legumes frescos (cenouras, curgetes, espargos, etc.) contêm igualmente pectina, tal como as algas marinhas sob a forma de alginatos. As saladas, os crudités, as compotas ou os mueslis caseiros podem ser condimentados com frutos secos e sementes (linhaça, por exemplo) triturados ou moídos.

Outras dicas incluem :

- Prefira as carnes magras: frango, coelho, vitela, fiambre branco, etc.; - Coma legumes à vontade, de preferência pouco cozinhados (para preservar o seu teor de vitaminas) e com baixo teor de gordura (tempere de preferência com especiarias);
- Coma três produtos lácteos por dia;
- ter em conta que nenhum alimento é proibido (o consumo ocasional em pequenas quantidades é sempre possível);
- para as pessoas que estão a fazer tratamentos que podem provocar hipoglicemia, levar sempre consigo alimentos que possam ajudar a corrigi-la.

> **Atividade física :**

A atividade física pode ser definida como qualquer movimento que resulte da contração dos músculos esqueléticos e que provoque um gasto de energia para além do gasto energético basal em repouso. A atividade pode assumir várias formas: desporto de competição, treino desportivo, actividades de lazer, bricolage, jardinagem, etc. Qualquer que seja o contexto, todas as actividades físicas se enquadram noutras abordagens terapêuticas da diabetes mellitus, como as medidas dietéticas e os tratamentos farmacológicos, quer sejam ou não à base de insulina. Ao facilitar a utilização da glicose e ao aumentar a sensibilidade à insulina endógena, a atividade física contribui para o controlo da glicemia nos diabéticos de tipo 2. Melhora igualmente a dislipidemia, aumentando o HDL e reduzindo os triglicéridos. Na prática, é aconselhável fazer três sessões semanais de 45 minutos de atividade mais intensa adaptada ao perfil do paciente. A atividade física é um meio de manter o sistema osteoarticular, ajuda a manter uma massa muscular satisfatória e contribui para a higiene geral. O exercício físico deve ser regular, adaptado às necessidades do doente, prescrito após uma avaliação cardiovascular e implicar um certo grau de descontração para o doente.

Meios farmacológicos :

Estes incluem insulina e antidiabéticos orais (OADs).

Insulina :

A insulina é o tratamento essencial para a diabetes tipo 1 [72]. Este tratamento deve ser iniciado assim que a diabetes mellitus é descoberta [73]. Na diabetes tipo 2, a insulinoterapia não é obrigatória, desde que as medidas higiénicas e dietéticas e o tratamento com antidiabéticos orais ou agonistas do recetor GLP-1 permitam atingir os objectivos de controlo glicémico. No entanto, a rinsulinoterapia torna-se essencial numa base crónica quando a doença evolui para a falência de tratamentos não insulínicos (antidiabéticos orais em doses máximas toleradas ou análogos do GLP-1 [74-75]). No diabëte tipo 2, o tratamento transitório com insulina pode ser necessário em determinadas situações: estados patológicos intercorrentes, tratamento com corticóides.

> **Princípio do ajustamento da dose :**

As 4 áreas da terapia com insulina

* **Ajustar os níveis de glucose no sangue ao acordar para** evitar a hipoglicemia nocturna
* **Ajuste da dose tripla**
- com base em giycëmies anteriores
- com base na glicemia atual (se superior a > 3 g/i = + 2 u)
- na preparação para a atividade física (diminuir de 2 para 8 u)

> **Manter a mesma zona de injeção** à mesma hora do dia

> **Prevenir e tratar a hipoglicemia**

> **Meios de injeção:** - canetas de insulina, seringas descartáveis graduadas, bombas de insulina

> **Locais de injeção:** braço, coxa, nádega, abdómen

> **Dose:** 0,1-0,8 unidades /Kg de peso corporal por dia

> **Efeitos secundários:** hipoglicemia, lipohipertrofia (aumento de peso).

> **Interacções da terapêutica com insulina**: A terapêutica com insulina pode ser introduzida temporariamente para fazer face a uma situação clínica aguda ou definitivamente (na maioria das vezes) após o fracasso dos tratamentos orais.

> **Diferentes tipos de insulina:** Os diferentes tipos de insulina atualmente disponíveis têm cinéticas diferentes, pelo que o tratamento com insulina pode ser adaptado ao perfil do doente diabético.

Tableau I   Classes de insulina

Insuline	Exemples	Délai d'action	Durée d'action	Indication
Analogue Ultrarapide	Humalog ® Novorapid ®	5 minutes	3 heures	Repas Urgences
Rapide	Actrapid ®	30 minutes	6 heures	
Intermédiaire	NPH ® Umuline ® Insuman ®	1 heure	12 heures	Insuline basale
Lente	Lantus ® Levemir ®	2 heures	24 heures	
Mélanges	Novomix n ® Umuline profil n ®	Mélange avec n% de rapide, le reste de NPH		

Antidiabéticos orais (AOD) :

Existem várias classes terapêuticas:

> **Sensibilizadores da insulina**

Biguanidas

> **Secretores de insulina**

Sulfonamidas

Glinídeos

As Incretinas

> Inibidores de glucosídeos

Tableau II Classes ADO

ICD	Denominações comerciais e dosagens	Principais efeitos adversos	Contra-indicações
Biguanidas Metformina			
	Glucophage cp (500mg, 850mg, 1000mg) Stagid 700mg cp	Dor abdominal Doenças do aparelho digestivo Alergias Má absorção de vitamina B12 **Acidose láctica**	Insuficiência renal: risco de hipoxia
Sulfonamidas Glibenclamida	Daonil cp (1,25 mg, 1,25 mg e 5 mg)		Insuficiência renal
Gliclazida	Diamicron cp (30mg cp LM, 60mg)	Hipoglicemia Aumento de peso Alergias cutâneas	Insuficiência hepática
Glimepirida	Amarel cp (1, 2, 3 e 4mg)		
Glinídeos repaglinida	Novonorm cp (0,5mg, 1mg e 2mg)	hipoglicemia	Insuficiência renal ou
nateglinida	Starlix	Colestase hepática	doença hepática grave
Inibidores da glucosidase da acarbose		Dor abdominal	DII
	Glucor 50mg e 100mg	Flatulência	Insuficiência renal com
Miglitol	Diastabol 50mg e 100mg)	Hepatite citolítica	clearance<25ml/min
Inibidores da DPP-4 Sitagliptina	Januvia 100mg cp, xelevia 100mg cp		
Vidagliptina	Galvus 50 mg	Náuseas rinofaringite	Alergia a um dos componentes
Saxagliptina	Onglyza 5mg cp		
Agonistas do GLP1 Exenatide	Byetta (5gg, 10 gg por dose, 2inj/d)		Insuficiência renal
dulaglutido	Trulicity 0,75 mg, 1,5		
Liraglutide	mg suspensão injetável		
Inibidores SGLT2	Victoza (solução injetável SC a 6mg/ml, 1inj/d) Formas LP 1inj/s		
	Dapagliflozina		
	Canagliflozina	Náuseas Vómitos Pancreatite	
	Empagliflozina	Infecções do trato urogenital,	
	Ertugliflozina	hipotensão, desidratação	

Mecanismo de ação dos antidiabéticos orais (AOD) :

> Insulinosensibilizadores :

Apenas a metformina é comercializada no Mali. A metformina actua através de três mecanismos:

-Inibição da neoglucogénese e da glicogenólise

-aumento da sensibilidade à insulina

-retardando a absorção intestinal da glucose.

> Bloqueadores da insulina (sulfonamidas e glinidas hipoglicémicas):

Actuam estimulando a produção de insulina 1 pelas células в dos ilhéus pancreáticos de Langerhans.

> Inibidores de SGLT2 :

Inibem a reabsorção fisiológica da glicose, reduzindo o limiar renal de glicose para perto de 0,80 g/L, o que provoca glicosúria. Esta glicosúria ajuda a baixar os níveis de glucose no sangue.

> Inibidores da DPP4:

Inibição da atividade da DPP-4, a enzima dependente do GLP-1;

Aumento da insulin6creção em função da glicemia;

Redução da glicémia pós-prandial.

> Agonistas do GLP-1 :

Aumento da sëcrëtion de insulina Hëc a la glycëmie ;

Rëdução da sëcrëção de glucagon;

Abrandamento do esvaziamento gástrico (variável consoante o módulo) ;

Aumento da saciedade, redução da ingestão de alimentos (variável consoante o indivíduo) módulos).

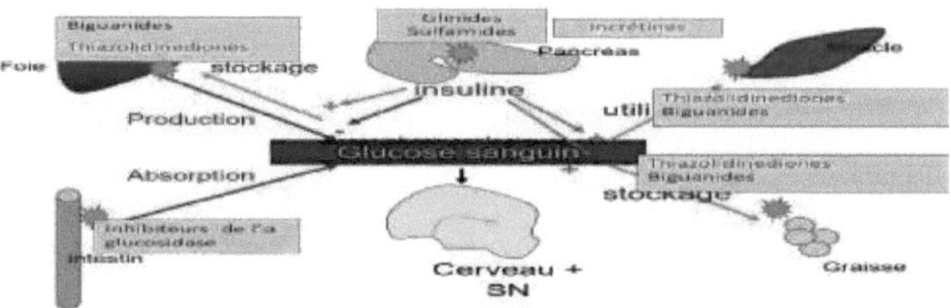

Figura 6: Mecanismo de ação dos antidiabéticos [76].

1.6.4. Indicações terapêuticas :

Diabetes tipo 1: tratamento com insulina ao longo da vida

Diabetes tipo 2: estratégia médica para o controlo glicémico da diabetes tipo 2

TEM, 2013 [77].

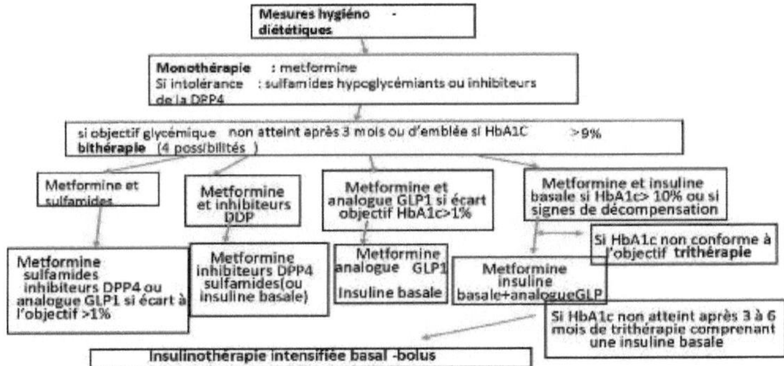

Figura 7: Estratégia de medicação para o controlo glicémico na diabetes tipo 2 HAS, 2013

Casos especiais em que a diabetes é descoberta

> tratamento de emergência se HbAlc > 9 % ?

> terapia com insulina se HbAlc > 10%, particularmente na presença de sintomas ou corpos cefálicos.

Estratégias terapêuticas definidas pelo consenso ADA/EASD

> **Fase 1: monoterapia**

Se HbAlc <9%, medidas de higiene e dieta em combinação com metformina

> **Fase 2: biterapia**

Se o objetivo não for atingido, ou se a HbAlc > 9%, combinar a metformina com uma das classes terapêuticas (sulfonamidas hipoglicemiantes, glitazonas, inibidores DPP-4, inibidores SGLT2, análogos GLP-1 ou insulina).

> **Fase 3: triterapia**

Se a biterapia falhar

O princípio baseia-se na adição de um dos medicamentos ainda não utilizados.

Não é aconselhável combinar inibidores da DPP-4 e análogos do GLP-1.

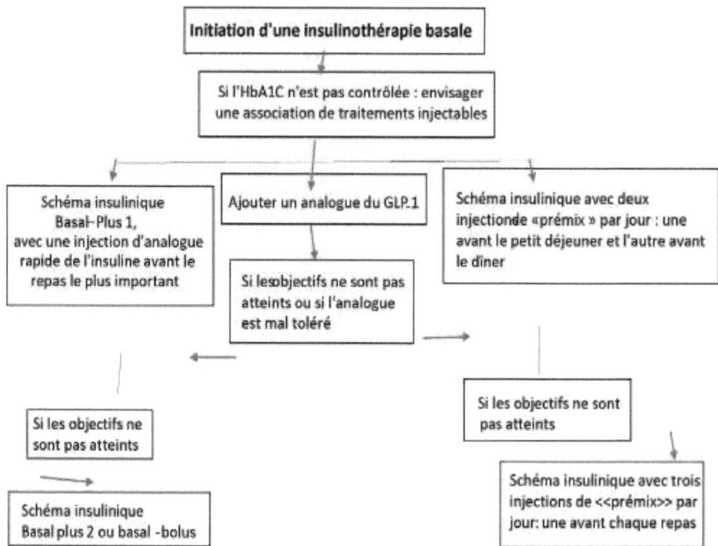

Figura 8: Fluxograma recomendado pela ADA para a combinação de terapias antidiabéticas injectáveis (insulina e agonistas dos receptores GLP-1) na diabetes tipo 2 quando a HbAlc não é suficientemente controlada ou controlável por antidiabéticos orais [78].

> Fase 4: insulinoterapia

Se o objetivo não for atingido após o passo 3 ou se a HbAlc for >10%, deve ser iniciada a terapêutica com insulina basal.

Se os objectivos não forem atingidos apesar da terapia com insulina basal, a ADA definiu um regime terapêutico:

Se os objectivos não forem alcançados :

Rever o plano de tratamento com insulina

1.6.5. Controlo :

> Diabetes insulínica:

Verificar os níveis de glicose no sangue capilar antes de cada injeção e procurar acëtonúria em caso de hiperglicemia franca;

> Diabetes não tratada com insulina:

Auto-controlo opcional glicémico controlo glicémico com maior eficácia.

Se for portador de uma deficiência, um terceiro será responsável pelo controlo:

* antes de cada injeção de insulina;

* uma ou duas vezes por semana em caso de tratamento oral.

> Revisões periódicas :

A sua indicação baseia-se principalmente na necessidade de uma ação preventiva (nomeadamente secundária e terciária) para garantir um maior conforto.

Escliematização :

*** De 3 em 3 meses:** HbA1c

O exame clínico incidirá principalmente na avaliação terapêutica (tensão arterial, horizontal e vertical), peso, estado nutricional, estado geral, etc.

Tabela III: Equivalência entre a HbAlC em % e a glicose plasmática média em g/l.

HbAlc	Glicose plasmática média em g/l
4	0,65
5	1,00
6	1,35
7	1,70
8	2,05
9	2,40
10	2,75
11	3,10
12	3,45

*** Uma vez por ano :**

ionograma e creatinina plasmática (a menos que uma anomalia ou um tratamento associado exija um controlo mais rigoroso); teste de urina "completo" Avaliação gerontológica normalizada (ver apêndices); ECG; exame oftalmológico (fundo de olho, cataratas, glaucoma); exame dos pés: exame neurológico e vascular, pesquisa de deformações e/ou pontos de pressão anormais; proteinúria.

*** Periodicamente :**

Ecografia carotídea de 3 em 3 anos na ausência de sinais de alerta.

2. PARTICULARIDADES DA DIABETES NO IDOSO

2.1 Epidemiologia :

As pessoas com mais de 65 anos representavam 15,8% da população em 2000, 16,6% em 2010 e prevê-se que atinjam 20% em 2020. Além disso, com o aumento da esperança de vida, a proporção de pessoas com mais de 75 anos está a aumentar acentuadamente. Atualmente, as pessoas com mais de 75 anos representam cerca de metade dos idosos, prevendo-se que esta proporção atinja 60% em 2050, contra 53% em 2010. Em 2000, eram cerca de 7 milhões, em 2013 eram 9 milhões e em 2050 serão pouco mais de 16 milhões (Blanpain e Buisson, 2016). Uma das consequências destas mudanças demográficas é o aumento da prevalência de patologias crónicas (Parker et al. 2014; Prince et al., 2015); há cada vez mais idosos que sofrem de várias patologias, e a multimorbilidade, definida como a coexistência de várias patologias crónicas, é cada vez mais comum. Num estudo realizado no Quebeque, em que os dados foram recolhidos por médicos de clínica geral, os indivíduos com mais de 65 anos tinham uma média de 6 doenças crónicas (Fortin et al., 2005).

Em 2015, a prevalência da diabetes tratada com agentes orais ou insulina atingiu o seu pico no grupo etário dos 75-79 anos, com quase 21% nos homens e 15% nas mulheres [79]. O seu aumento foi, portanto, maior do que o da população em geral, que foi de 2,1% no período 2010-2015, e espera-se que esta progressão continue com o aumento da esperança de vida das populações geral e diabética, uma melhor deteção da doença e, finalmente, o aumento da sua incidência Hë principalmente devido a mudanças no estilo de vida [80].

Frequentemente abordada como um caso especial, a diabetes nos idosos, devido à sua frequência crescente e à especificidade dos problemas que coloca, merece certamente uma maior atenção. Existem várias dificuldades no estudo deste tema:

2.2 Especificidade da diabetes nos idosos [81] :

Pode ser explicado pela combinação de :

Envelhecimento fisiológico

• Função renal comprometida: a medição dos níveis de creatinina é um indicador fraco da função renal no sujeito aдë. Parece prëfërable para rëfëer a fórmula de Cockcroft, embora isso não seja validëe além da idade de 80 anos.

• Diminuição da massa muscular.

• Modificação da farmacocinUtica de mëdicamentos com risco de overdose para molUculas hidrossolúveis e possibilidade de acumulação e diiTeree e proloпдёe ação para composições lipossolúveis.

• Envelhecimento sensorial, nomeadamente diminuição da acuidade visual.

❖ **A existência frequente de múltiplas patologias**

Uma fonte de polimedicação proveniente de múltiplos prescritores, levando a interacções medicamentosas. Devido ao impacto de algumas destas doenças na qualidade de vida, doenças como a diabetes ou a hipertensão, que são geralmente assintomáticas, são consideradas de menor importância.

❖ **A heterogeneidade da própria diabetes:**

Além disso, deve salientar-se que, embora a grande maioria dos doentes deste grupo etário tenha diabetes de tipo 2, a ocorrência de diabetes de tipo 1 de longa duração está a tornar-se cada vez menos rara [82,83].

Para prestar cuidados óptimos aos pacientes idosos, é necessário adaptar um certo número de requisitos a cada grupo de pacientes, em função do seu estado de saúde: **Avaliação gerontológica normalizada.**

Assim, podemos classificá-los em três (3) categorias, como se segue:

Indivíduos idosos e vigorosos:

Estão geralmente de boa saúde ou têm uma patologia que está corretamente tratada e bem controlada. Este caso já não é excecional, mas requer uma ëavaliação rëдиHёre, uma vez que estas pessoas são susceptíveis de deslizar ao longo dos anos para uma ou outra das seguintes categorias.

Idosos frágeis:

Apresentam várias doenças, distúrbios nutricionais ou défice cognitivo. Esta condição requer uma monitorização cuidadosa para evitar uma deterioração súbita para o grupo de doentes muito doentes e dependentes durante um episódio agudo [84].

A definição de fragilidade é uma fonte de debate na sua utilização na prática clínica. No entanto, a proposta de **Fried** tem o mérito da simplicidade, uma vez que uma pessoa é considerada pré-frágil se tiver **2 de 5** critérios e frágil se tiver **3. Estes são a** marcha lenta, a perda de peso, a astenia, a redução da atividade física e a fraqueza muscular [85]. Outros métodos válidos, como a escala **SEGA** [86], são mais competentes mas demoram mais tempo a utilizar.

Sujeitos em idade "doente":

São pessoas dependentes, por vezes em fim de vida e frequentemente institucionalizadas. Sofrem de uma grande variedade de doenças que requerem numerosos tratamentos, o que pode levar a acidentes iatrogénicos. O comprometimento da função cognitiva é particularmente frequente, e estes doentes estão mais ou menos completamente dependentes de outros para as actividades quotidianas. Os objectivos terapêuticos prioritários serão a melhoria do estado nutricional e do conforto.

2.3 Avaliação geriátrica normalizada :

Numerosos estudos demonstraram que reduz a morbilidade, a mortalidade e a institucionalização.

Avaliação das funções cognitivas :

A sua integridade determina a sua capacidade de realizar as tarefas quotidianas.

O Mini-Mental Test de Folstein [87] é fiável, válido e fácil de administrar. Explora a memória, a aprendizagem, a aritmética mental, a praxis e a gnose. Uma pontuação inferior a 24/30 deve levantar suspeitas de confusão ou demência e levar a uma avaliação mais precisa. No entanto, o teste de Folstein não é um teste de despistagem precoce. Esta avaliação das funções cognitivas permite-nos adaptar ou não a educação do doente diabético e ter uma ideia do cumprimento ou não do tratamento.

Avaliação da autonomia :

A autonomia corresponde ao que a pessoa pode efetivamente fazer no seu ambiente.

Propomos aqui duas escalas validadas e fáceis de utilizar:

- A escala ADL (atividade da vida diária) [88, 89], que explora as actividades básicas da vida diária (vestir-se, lavar-se, etc.);
- A escala IADL (atividade instrumental da vida diária) [90] explora as actividades mais complexas das pessoas que vivem em casa (fazer compras, utilizar os transportes, o telefone, gerir os seus assuntos, etc.).

Avaliação do estado nutricional :
A subnutrição, que é frequente nesta população, pode causar e causa uma morbilidade significativa: infecções, deficiências, problemas de comportamento, etc.
A MNA (mini avaliação nutricional) [91] é um instrumento simples e válido.
Avaliação do estado do timo: depressão
As síndromes depressivas são comuns nos idosos com diabetes, mas são frequentemente subestimadas, especialmente porque podem ser confundidas com demência de início precoce. É importante estar atento a este facto, especialmente porque o tratamento adequado pode melhorar os sintomas.
Avaliação do ambiente social :
É essencial ter em conta a gestão dos doentes diabéticos que vivem em casa: proximidade da família, amigos, vizinhos, apoio domiciliário (enfermeiros, assistentes de cuidados, fisioterapeutas, etc.).
2.4 Complicações

> Complicações metabólicas

O coma hiperosmolar é a forma mais frequente de descompensação aguda. Num terço dos casos, ocorre na ausência de diabetes previamente conhecida. O fator desencadeante da hiperglicemia (infeção grave, acidente vascular cerebral, enfarte do miocárdio, corticoterapia, infusão maciça de solutos de glicose, etc.) está frequentemente associado a um fator de desidratação (má perceção da sede, acesso limitado à água, diuréticos, perdas maciças de suor ou digestivas) [92].As circunstâncias desencadeantes devem ser explicadas ao doente e às pessoas que o rodeiam, assim como a necessidade de assegurar uma hidratação correcta em qualquer situação de risco.

A acidocetose é muito mais rara na população idosa, onde predomina a DM2, e reflecte geralmente a gravidade do fator desencadeante, que determina frequentemente o prognóstico [93].

A acidose láctica resulta quase sempre do desrespeito das regras de utilização da metformina: contra-indicações ligadas a uma insuficiência renal, hepática ou cardiorrespiratória, interrupção do tratamento em caso de patologia grave intercorrente com risco de desidratação.

A hipoglicemia continua a ser a complicação mais temida devido à sua frequência, à dificuldade de a prevenir e à sua potencial gravidade [94]. A terapêutica com insulina é a causa mais frequente, mas as sulfonamidas hipoglicemiantes (e a repaglinida) comportam também um risco significativo de hipoglicemia grave e prolongada [95], sobretudo quando há acumulação do produto devido a um defeito de eliminação e/ou metabolismo (insuficiência renal ou hepática) ou a uma interação fármaco-fármaco que afecta, nomeadamente, o transporte ou o metabolismo da sulfonamida. Os sintomas de hipoglicémia são geralmente discretos e enganadores no indivíduo: tonturas, desorientação, queda, perturbação comportamental de início rápido.

Podem ser graves:

+ Através das suas consëquências directas: dëcompensatıon de patologia vascular ou neurológica,

+ Através das suas consëquências indirectas: quedas, traumatismos, perda de autonomia, etc.

[Em caso de rëpëtição, são susceptíveis de afetar as funções cognitivas e podem ser interpretadas como uma síndrome dëmentiel.

> **Complicações crónicas**

❖ **Complicações macroangiopáticas :**

As complicações cardiovasculares são a causa de dëcës em mais de um em cada dois doentes diabéticos:

Doença arterial coronária: [97]

Afecta 20% dos diabéticos agëticos entre os 65 e os 74 anos e 28% dos agës com mais de 85 anos. É frequentemente pouco ruidosa em termos da sua expressão clínica e é rëyëк não excecionalmente por uma complicação (enfarte do miocárdio ou alterações no ECG com o aparecimento de uma onda Q, insuficiência cardíaca, morte súbita). A angiografia coronária é utilizada para confirmar o diagnóstico e determinar o tratamento, que deve ter como objetivo a reperfusão do miocárdio sempre que possível. O tratamento médico não difere do proposto para os doentes diabéticos de meia-idade com doença arterial coronária.

Insuficiência cardíaca :

A sua incidência aumenta com a idade [97]. Nos diabéticos, a sua incidência duplica devido à frequência de hipertensão e cardiopatia isquémica, mas também devido à lesão miocárdica associada à hiperglicemia. O tratamento baseia-se nos mesmos medicamentos que os utilizados nos doentes mais jovens, mas a frequência de patologias associadas e a polimedicação obrigam a uma certa prudência na introdução dos tratamentos.

Acidente vascular cerebral: [98]

É uma das principais causas de morte e de incapacidade grave nos idosos. Enquanto o risco de AVC hemorrágico parece estar reduzido nos diabéticos, o risco de AVC isquémico, que por vezes passa despercebido devido a sintomas atípicos, triplica e é aumentado pela associação com hipertensão, estenose carotídea ou fibrilhação auricular. A mortalidade por AVC nos diabéticos está aumentada, particularmente na fase aguda, por um fator de 1,8 a 3, e tanto a hiperglicemia como a hipoglicemia parecem estar associadas a um pior prognóstico. A prevenção primária e secundária do AVC baseia-se nos mesmos princípios que para os doentes não diabéticos.

Arteriopatia dos membros inferiores: [97]

É uma das principais causas de distúrbios tróficos que levam à amputação em diabéticos idosos. Devido ao facto de as lesões serem tão distais e disseminadas, a revascularização nem sempre é possível. O diagnóstico através da medição do SPI pode ser enganador devido à mediacalcose. O tratamento médico não é específico para a idade.

❖ **Complicações microangiopáticas :**

Complicações oftalmológicas: [97]

A diabetes é a quarta principal causa de cegueira nos idosos. Os problemas visuais têm um impacto importante na qualidade de vida e na capacidade do doente para realizar as actividades da vida diária e gerir o seu tratamento. São um fator de fragilidade (aumento do risco de quedas, feridas nos pés, etc.) e de depressão. A perda de visão deve-se mais à maculopatia edematosa do que à retinopatia proliferativa.

Complicações renais: [97]

Nos diabéticos idosos, as lesões renais estão mais frequentemente relacionadas com outras causas (nefro-angiosclerose, nefropatia intersticial, uropatia obstrutiva, etc.) do que com a glomerulopatia diabética. As lesões renais são uma causa de aumento da morbilidade e da mortalidade cardiovascular e de progressão para uma insuficiência renal terminal. Em caso de deterioração da função renal, a uropatia obstrutiva deve ser sempre considerada, sobretudo nos homens, nos quais o exame rectal deve ser sistemático.

Neuropatias e afecções tróficas dos pés: [97]

Todas as formas de neuropatias përiphëric, vëgëtative e cranial pair ^es para diabëte podem ser encontradas no sujeito адё. O risco podiátrico associado é aumentado pelas deformações do pé e dificuldades nos cuidados de higiene e pëdicuria, favorecido pela rigidez, distúrbios visuais e paroníquia. É essencial identificar os pacientes com risco particular de distúrbios tróficos e implementar medidas preventivas para limitar o recurso à amputação com as suas consequências geralmente importantes para a autonomia do paciente.

❖ **Outras complicações**

Para além das cataratas e das complicações cutâneas, articulares e orais [101], que não são particularmente específicas dos idosos, devemos mencionar as relações entre a diabetes e várias síndromes geriátricas [99, 100].

Perturbações cognitivas :

São mais comuns em diabéticos idosos e devem ser investigadas devido ao seu impacto no estado nutricional e na adesão ao tratamento. O risco de demência vascular é duplicado nos diabéticos e multiplicado por 6 quando associado à hipertensão. A relação entre o diabetes e a doença de Alzheimer, por outro lado, é mais discutível. Vários estudos observacionais sugerem uma relação entre um controlo glicémico deficiente e uma função cognitiva prejudicada, bem como um efeito favorável de um regresso a um melhor equilíbrio glicémico.

Estados depressivos :

Representando um fator de confusão e de agravamento de uma síndrome dëmentiel, são também mais frequentes nos doentes diabéticos idosos. Podem ser exacerbados pelos constrangimentos impostos pelo tratamento da diabetes e pelos handicaps resultantes das suas complicações. A existência de uma síndrome depressiva no doente idoso diabético é acompanhada de um aumento da mortalidade. O seu tratamento é suscetível de melhorar o estado funcional e a gestão terapêutica dos doentes.

Nutrição e sarcopénia :

São fortes determinantes da força muscular e da capacidade funcional, são também mais frequentes nos doentes diabéticos e podem coexistir com a obesidade. Estes resultados devem tornar-nos particularmente vigilantes quanto aos riscos das dietas hipocalóricas nos idosos.

Quedas e fracturas:

O risco é particularmente elevado nos doentes com diabetes de longa duração e mal equilibrada, nas mulheres, nas pessoas com mobilidade reduzida, nos doentes obesos ou nos doentes com hipotensão ortostática, mas provavelmente também aumenta com a hipoglicemia, a neuropatia periférica, as deformações dos pés, a acuidade visual reduzida e a polimedicação.

Incontinência urinária :

Os factores de risco para as mulheres com diabetes são o tempo de evolução da diabetes, a neuropatia e a obesidade, cujas consequências são agravadas pela poliúria resultante de um controlo glicémico deficiente.

2.5 Tratamento

2.5.1. Objectivos terapêuticos específicos para os diabéticos idosos

Em França, as recomendações de 2013 recomendam a adaptação do objetivo glicémico ao estado de saúde do idoso: quanto mais saudável e longevo for o indivíduo, mais rigoroso deve ser o equilíbrio (HAS 2013). Foram emitidas recomendações semelhantes na Europa e nos

Estados Unidos (Inzucchi et al., 2012). Estas recomendações sugerem a adaptação do objetivo de HbA1c e, consequentemente, do tratamento, ao estado de saúde do indivíduo, de acordo com os seguintes critérios para as pessoas com mais de 75 anos:

> Os chamados idosos "vigorosos", cuja esperança de vida é considerada satisfatória, podem beneficiar dos mesmos objectivos que os jovens, ou seja, uma HbA1c inferior a 7%;

> Para os chamados idosos "frágeis", recomenda-se um objetivo de HbAlc inferior ou ёдаlе a 8%;

> Para os idosos ditos "doentes", a prioridade é evitar complicações agudas devidas a hiperglicemia (desidratação, coma hiperosmolar) e hipoglicemia; recomenda-se uma glicemia capilar pré-prandial entre 1 e 2 g/l e/ou um nível de HbAlc inferior a 9%.

As recomendações da ADA (Associação Americana de Diabetes) recomendam igualmente que os idosos sem perturbações cognitivas e com uma esperança de vida satisfatória devem ter os mesmos objectivos de HbAlc que os jovens (Inzucchi et al.,2012). Do mesmo modo, o grupo francófono Diabeto-gdriatrie recomenda que, a partir dos 65 anos, o objetivo de HbA1c se situe entre 6,5 e 7,5% para os indivíduos saudáveis e entre 7,5 e 8,5% para os indivíduos frágeis (Alfediam, 2008).

É de salientar que, embora os objectivos de HbA1c mudem de acordo com o estado de saúde dos idosos, as estratégias medicamentosas permanecem as mesmas.

S **Tratamento higiénico-dietético :**

Continua a ter o seu lugar nas pessoas idosas. No entanto, como muitos idosos preferem alimentos ricos em hidratos de carbono, é importante evitar proibi-los de comer alimentos que podem levar à desnutrição ou à depressão. É essencial conhecer os hábitos alimentares do doente para que se possa elaborar com ele um plano alimentar equilibrado, respeitando os seus gostos. O aporte calórico diário deve ser de, pelo menos, 1500 calorias e o plano alimentar proposto deve respeitar os hábitos do doente. Salienta-se a importância de dividir a ingestão alimentar em pelo menos 3 refeições, garantindo um aporte adequado de hidratos de carbono complexos, proteínas, cálcio, ferro e vitaminas, e a utilização criteriosa de açúcares de elevado índice glicémico no final das refeições.

A atividade física demonstrou ser benéfica para os idosos, nomeadamente em termos de trofismo muscular e de risco de quedas. Deve ser recomendada para os diabéticos, mas, na prática, existem grandes limitações quanto à frequência e intensidade da atividade física suscetível de ter um impacto metabólico e cardiovascular favorável. Deve ser recomendada a marcha regular. Podem ser propostas actividades mais intensas, tendo em conta o contexto e após yёnйё 1 a ausência de contraindicação cardiovascular.

S **Tratamento medicamentoso**

> **Metformina**

Provavelmente continua a ser um agente terapêutico interessante devido à ausência de risco hipoglicémico e de interação medicamentosa direta. Na ausência de contra-indicações, a sua dosagem não deve exceder 2g/24 horas em doentes idosos. A principal limitaçªo ao seu uso Ø a insuficiŒncia renal (TFG [taxa de filtraçªo glomerular estimada] <60ml/min) devido ao risco de acidose lÆctica. Outras contra-indicações incluem insuficiência cardíaca e respiratória grave e doença hepática.

> **Bloqueadores de insulina**

Entre as sulfonamidas hipoglicemiantes, as que têm uma duração de ação prolongada (**glipizida** GITS, Gastrointestinal Therapeutic System) estão contra-indicadas nos idosos. **A glibenclamida** também não deve ser utilizada, uma vez que a eliminação completa do composto de origem e dos seus metabolitos activos é muito mais lenta do que a farmacocinética plasmática do produto sugere, e é a sulfonamida mais frequentemente implicada na ocorrência de hipoglicemia grave.

> **A repaglinida** pode parecer uma alternativa atractiva devido à sua rápida eliminação, praticamente independente da função renal. No entanto, a sua utilização não está validada após os 75 anos de idade e existe também o risco de interação medicamentosa, que pode levar a uma hipoglicemia grave [101].

> **Os inibidores da dipeptidil peptidase-4 (DP4), sitagliptina, vildagliptina e saxagliptina,** oferecem a vantagem de uma boa tolerabilidade e ausência de risco de hipoglicemia quando combinados com um agente sensibilizador da insulina. Os resultados dos estudos levaram a maioria dos grupos de peritos a recomendá-los como terapêutica de segunda linha após a metformina nos diabéticos idosos [99-101, 102].
No entanto, os benefícios dos **análogos do GLP-1, exenatido e liraglutido,** em associação com metformina + sulfonamida hipoglicemiante ou insulina, não foram estabelecidos nos *idosos. Para* além da sua ação sobre a rinsulino-secreção, *estes* agentes retardam o esvaziamento gástrico e têm um efeito sacietogénico que pode ser prejudicial nos indivíduos mais propensos à desnutrição.

> **Inibidores da alfaglucosidase (acarbose, miglitol)**
Podem parecer atraentes devido à ausência de efeitos sistémicos. No entanto, a sua tolerância digestiva frequentemente fraca e a sua eficácia limitada significam que, normalmente, são apenas uma classe terapêutica adjuvante [101].

> **Inibidores do cotransportador sódio-glicose (SGLT2) ou gliflozinas**
Parece promissor em termos de prevenção de complicações cardíacas (particularmente insuficiência cardíaca) e insuficiência renal, e de redução da mortalidade. No entanto, a experiência é limitada em doentes idosos, e o risco de desnutrição devido à perda de glucose urinária, desidratação e hipotensão sugerem precaução em doentes frágeis [99].

> **Terapia com insulina**
Parece ser muitas vezes a melhor abordagem terapêutica, quer para os doentes com diabetes polimedicados de longa data, quer para os que têm contra-indicações para a utilização de agentes orais. Tem, sem dúvida, um impacto favorável na qualidade de vida dos doentes que anteriormente se encontravam em desequilíbrio crónico. Os esquemas terapêuticos devem ser adaptados [99, 101] e a monitorização (educação do doente e dos que o rodeiam) deve ser introduzida para minimizar o risco de hipoglicemia, que pode ter efeitos nefastos quando ocorre num doente com doença vascular difusa. Todos os regimes terapêuticos utilizados nos jovens podem ser propostos aos idosos autónomos. Regimes simples, como injecções duas vezes por dia de insulina NPH ou Premix, são muitas vezes preferidos para doentes frágeis ou dependentes, cujo tratamento é gerido por um membro da família ou por um enfermeiro ao domicílio.

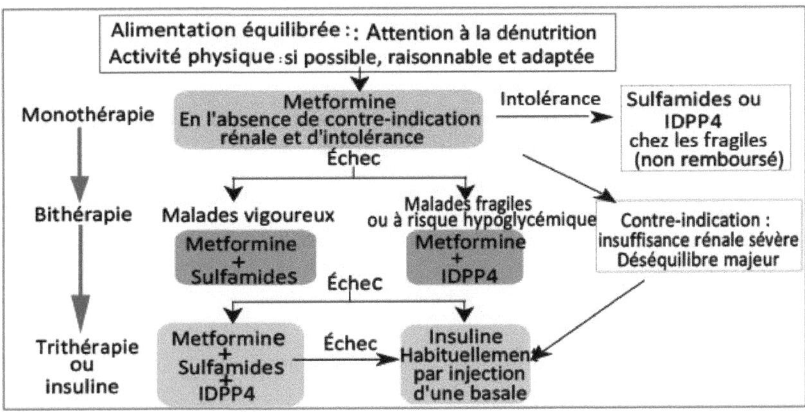

Figura 9: Estratégia terapêutica [103]

2.5.2. Acompanhamento e educação terapêutica dos idosos diabéticos

O estudo ENTRED 2007 [104] confirma que as complicações coronárias, oftalmológicas e podológicas aumentam com a idade nos idosos, mas, ao contrário do que sugerem alguns estudos mais antigos, não revela grandes diferenças na distribuição da HbA1c, da pressão arterial e dos níveis lipídicos entre os diferentes grupos etários até aos 80 anos. Isto significa que os doentes diabéticos mais velhos devem ser monitorizados da mesma forma que os mais jovens, ou mesmo mais de perto, dada a frequência de patologias cardíacas, oftalmológicas ou renais associadas não diretamente relacionadas com a diabetes. Os aspectos mais específicos do acompanhamento dos doentes idosos são a atualização regular da lista de tratamentos prescritos pelos vários profissionais de saúde, a identificação de possíveis interacções medicamentosas e o controlo do cumprimento dos tratamentos.

Quadro IV: Acompanhamento dos idosos diabéticos fora das situações que exigem controlos reforçados **(baseado em [105]).**

Controlo	Características
Diário	- Autocontrolo glicémico em caso de tratamento com insulina : • adaptado ao plano terapêutico • reforçado em caso de doença intercorrente - efectuada por um terceiro em caso de perda de independência - Adaptação das doses de acordo com um protocolo escrito - Autocontrolo facultativo em caso de tratamento oral
Trimestral	- Exame clínico: peso, estado nutricional, hidratação, PA supina e em pé - HbA1c
Anual	- Exame oral e dentário - Cardiovascular: ECG - Pés: sensibilidade, pulso, deformações, problemas de pele - Avaliação gerontológica - Creatinina, ionograma plasmático, microalbuminúria ou proteinúria, teste de urina - Perfil lipídico - Exame oftalmológico
De 3 em 3 anos	- Os Dopplers dos troncos supra-aórticos e dos eixos dos membros inferiores devem ser efectuados mesmo na ausência de sintomas.

3 METODOLOGIA :

3.1 Contexto e localização do estudo:

Este foi um estudo тепёе no departamento de medicina interna do centro hospitalar Mёre-Enfant (CHME) le Luxembourg na cidade de Bamako que inclui:

-Administração ;

-Departamentos médicos: medicina interna, cardiologia, nefrologia, pediatria, oncologia, etc.

-Departamentos cirúrgicos: cirurgia geral, cuidados intensivos e medicina de emergência, ginecologia obstétrica,

-Um serviço de imagiologia médica, um laboratório de análises e uma farmácia hospitalar.

3.2 Tipo e período de estudo :

Trata-se de um estudo transversal descritivo com recolha prospetiva de dados, de 01 de julho de 2020 a 31 de dezembro de 2020 (seis (6) meses).

3.3 População do estudo :

O nosso estudo foi realizado em indivíduos com 65 anos ou mais, que tiveram uma estadia de internamento no departamento de medicina interna do centro hospitalar Mёre-Enfant CHME "LE LUXEMBOURG".

3.4 Dimensão da amostra e amostragem

Uma vez que a amostragem é exaustiva, não é possível calcular a dimensão N da amostra:

3.5 Critérios de inclusão :

O nosso estudo incluiu todos os indivíduos com idade igual ou superior a 65 anos com diabetes que tinham sido hospitalizados no nosso local de estudo durante o período de estudo, tinham um registo utilizável e consentiram em participar no estudo.

3.6 Critérios de não-inclusão :

No nosso estudo não foram incluídos indivíduos idosos diabéticos que se recusaram a participar no estudo e/ou cujos processos estavam incompletos.

3.7 Fase de recolha de dados :

Os dados foram recolhidos através de um formulário de inquérito individual, previamente preparado, dirigido aos doentes idosos diabéticos hospitalizados durante o período do estudo. O questionário foi testado e validado antes de ser utilizado no estudo.

3.8 Variáveis

• Variáveis sociodemográficas: apelido, nome(s) próprio(s), idade, sexo, IMC, identificador пптёго, etnia, local de residência;

• Variáveis clínicas :

- Antёcёdentes: pessoais e familiares;

- Diabetes e factores de risco cardiovascular: modificáveis e não modificáveis

- História do diabёte: Data da dёcouverte, modo de dёcouverte, tipo de diabёte, seguimento, complicações agudas, crónicas, podológicas e infecciosas, tratamento inicial e atual; pesquisa de causas secundárias de diabёte.

- Dados de hospitalização: motivo de admissão, exame дёпёra!, exame físico, hemograma completo (CBC, HBA1C, lipidograma, ionograma sanguíneo, TSHus, Creati^mia, microalbuminúria, lipasemia, troponinas, radiografia da área pancreática, radiografia do tórax, ECBU, ECG, Echocoeur), tratamento.

- Variáveis gёronte-gёriatriques :   : Mini mental Score (MMS), Mini Nutritional Avaliação (MNS), mobilidade e risco de queda (teste Up & GO), actividades da vida diária, mini-escala de depressão geriátrica.

3.9 Definições operacionais :

-   Polimedicação: É definida como a administração simultânea de vários medicamentos ou a administração de um número excessivo de medicamentos. O limite de medicamentos definido pela OMS é de 5 ou mais.

-   Um nível de hemoglobina <13g/dl nos homens e <12g/dl nas mulheres foi considerado anemia.

-   Uma contagem de leucócitos superior a 10.000/::-::-r foi considerada hiperleucocitose.

-   **Classificação da Universidade do Texas**

	9 Grau O	Grau 1	I Grau 2	Grau 3i
	Lesão epitelial	Ferida superficial	Lesão do tendão ou da cápsula	Lesões ósseas ou articulares
Fase A Sem infeção Sem isquemia	OA (O %)	1A (O %)	2A (O %)	SA (O %)
Infeção em fase B Sem isquemia	OB (12,5%)	1 B (8,5 %)	2B (28,6 %)	SB (92%)
Fase C Sem infeção Isquémia	OC (25%)	1 C (20 %)	2C (25 %)	SC (1 OO %)
Fase D Infeção e isquemia	OD (50%)	1 D (50 %)	2D (100 %)	3D (100 %)

-   **Equilíbrio glicémico no idoso:**

-   Os chamados idosos "vigorosos": HbAlc inferior a 7%;

-   Para os chamados idosos "frágeis", recomenda-se um objetivo de HbAlc inferior ou ëдa1e a 8%;

-   Para os idosos "doentes": recomenda-se uma HbA1c inferior a 9%.

- Índice de massa corporal (IMC) :

IMC <21: desnutrição ou fome;   21< IMC>24,99: normal;

IMC> 25: Excesso de peso;   30<IMC>34,99 : ObesitemodSree   ;

35<IMC>40 :Obesidade grave;   IMC>40 : Obesidade mórbida

-Uma pontuação total de 30 tranquiliza o doente

MMS :   - Entre 20 e 30 anos, o diagnóstico não pode ser efectuado.

- Abaixo de 20, há um problema real

-   **UP& GO:** risco de queda se a pontuação for < 1 e o tempo de conclusão > 20 segundos. A execução lenta, a hesitação e um ritmo muito instável também foram notados.

-   **AIVD:** 0 designando disautonomia total e 8 uma pessoa totalmente autónoma

-   **MMA:** normal se a pontuação for > 12; se a pontuação for <11, é provável que haja desnutrição

-   **GDS > 1**, a probabilidade de depressão é elevada (sensibilidade: 88%, especificidade: 63%)

3.10 Análise dos dados :

Os dados foram processados e analisados com recurso ao software SPSS versão 21 e os resultados serão apresentados sob a forma de texto, tabelas e gráficos com recurso ao software Word office versão 2013. Utilizámos o nível de significância P<0,05 para os testes estatísticos, de forma a comparar os diferentes resultados.

3.11 Considerações éticas :

Foi obtido um consentimento livre e esclarecido de cada doente ou do seu tutor antes da sua inclusão no nosso estudo. A recusa do doente ou do seu tutor em participar no nosso estudo não impediu de forma alguma o tratamento adequado do doente no serviço ou noutro local. Todas as informações fornecidas pelo doente foram totalmente confidenciais e o anonimato dos nossos doentes foi preservado através da atribuição a cada doente de um número que não permitia a sua identificação durante a investigação ou a publicação do nosso trabalho.j

4 RESULTADOS

4.1 Resultados globais :

Durante o nosso período de estudo, foram hospitalizados 254 doentes, incluindo 38 idosos diabéticos, o que representa uma **frequência hospitalar** de **14,96%. Destes** 38 doentes diabéticos, 30 preenchiam os nossos critérios de inclusão, ou seja, **11,81%.**

4.2 Resultados descritivos :

S **Dados sócio-demográficos :**

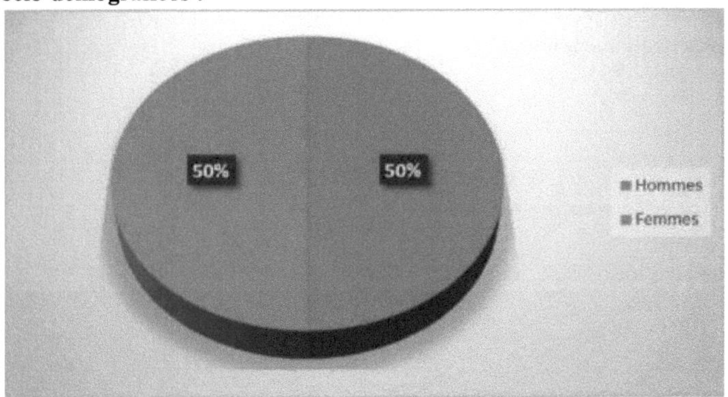

Figura 10: Repartição por género

Os homens e as mulheres representavam cada um 50% da mão de obra total, o que corresponde a um rácio de 1 entre os sexos.

Quadro V: Distribuição etária

Grupos etários	Força de trabalho	Percentagem
65-74 anos	**17**	**56,7**
75-84 anos	9	30,0
85-95 anos	4	13,3
Total	30	100,0

O grupo etário dos 65-74 anos representou 56,7%. A idade média foi de 75,23±7,29 anos. Os extremos foram 65 e 90 anos.

Quadro VI: Distribuição por grupo étnico

Grupo étnico	Força de trabalho	Percentagem
Bambara	**11**	**36,7**
Malinke	7	23,3
Sarakole	5	16,7
Peulh	3	10,0
Bozo	1	3,3
Wolof	1	3,3
Mianka	1	3,3
Diawando	1	3,3
Total	30	100,0

O grupo étnico Bambara foi responsável por 36,7% dos casos.

Quadro VII: Repartição por profissão

Profissão	Força de trabalho	Percentagem
Dona de casa	**12**	**40,0**
Professor	8	26,7
Trabalhador	4	13,3
Transportador de uniformes	2	6,7
Agente de saúde	1	3,3
Agente de desenvolvimento rural	1	3,3
Berger	1	3,3
Retalhista	1	3,3
Total	30	100,0

As donas de casa representam 40% dos casos.

S **Dados clínicos:**

> Motivo da hospitalização:

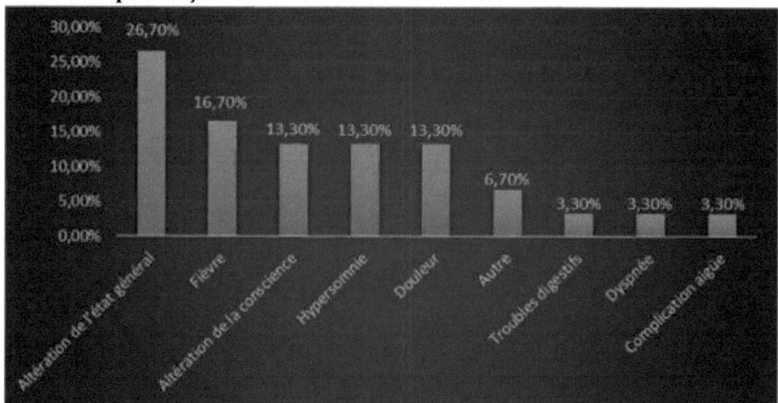

Figura 11: Repartição por motivo de hospitalização O estado **geral alterado** representou 26,7% dos casos.

> Antecedentes e factores de risco cardiovascular:

Tableau VIII   Repartição por antecedentes pessoais

História pessoal	Número N=30	Percentagem
Hipertensão arterial	**25**	**83,3**
Osteoartrite	16	53,3
Dislipidemia	11	36,6
Excesso de peso ou obesidade	6	20,0
Hepatopatia	4	13,3
Gastrorafia	2	6,6
Doença cardíaca (não documentada)	2	6,6
Artrite reumatoide	1	3,3

| Não | 1 | 3,3 |

A hipertensão arterial estava presente em 83,3% dos casos.

Tableau IX Repartição por meio familiar

Antecedentes familiares	Número N=30	Percentagem
Mecónio	**18**	**60,0**
Hipertensão arterial	**9**	**30,0**
Diabdte	7	23,3
Drepanocitose	4	13,3
Doença cardíaca	3	10,0
Epilepsia	1	3,3
Psicose crónica	1	3,3
Asma	1	3,3

A hipertensão arterial foi encontrada como antecedente familiar em 30% dos casos; 60% dos nossos doentes não tinham antecedentes familiares conhecidos.

Tableau X : Repartição por IMC

Índice de Massa Corporal	Força de trabalho	Percentagem
Normal	8	26,7
Excesso de peso	**11**	**36,7**
Obesidade moderada	6	20,0
Obesidade grave	3	10,0
Obesidade mórbida	2	6,7
Total	30	100,0

A maioria dos nossos doentes (36,7%) tinha excesso de peso e apenas 26,7% tinham um IMC normal.

Tableau XI Repartição por perfil lipídico

Dislipidemia	Força de trabalho	Percentagem
Sim	**21**	**70,0**
Não	9	30,0
Total	30	100,0

A dislipidemia estava presente em 70% dos casos.

Quadro XII: Repartição de acordo com o facto de o doente ser ou não sedentário

sëdentaritë	Força de trabalho	Percentagem
Sim	16	53,3
Não	14	46,7
Total	30	100,0

O sëdentaritë ë1ак. гейоиуёе em 53,3% dos casos.

> História de diabetes :

Tabela XIII: Rëpartição por duração da progressão da diabetes.

Durante quanto tempo é	Força de trabalho	Percentagem

que a diabetes progride?		
Menos de 10 anos	13	43,3
Entre 10 e 20 anos	**16**	**53,3**
Mais de 20 anos	1	3,3
Total	30	100,0

A duração da progressão da diabetes situou-se entre 10 e 20 anos, representando 53,3%.

Quadro XIV: Repartição por tipo de diagnóstico de diabetes

Como se descobre a diabetes	Força de trabalho	Percentagem
Avaliação de uma síndrome poliuro-polidipsica	**26**	**86,7**
Complicação de cëto-acidose aguda	2	6,7
Complicação crónica	2	6,7
Total	30	100,0

O modo de dëcouverte ëtait síndrome polyuro-polydipsic em 86,7% dos casos.

Quadro XV: Repartição por tipo de diabetes

Tipo de diabetes	Força de trabalho	Percentagem
Tipo 1	0	0,0%
Tipo2	30	100,0
Diabetes secundária	0	0,0%

A diabetes tipo 2 representou 100% dos casos.

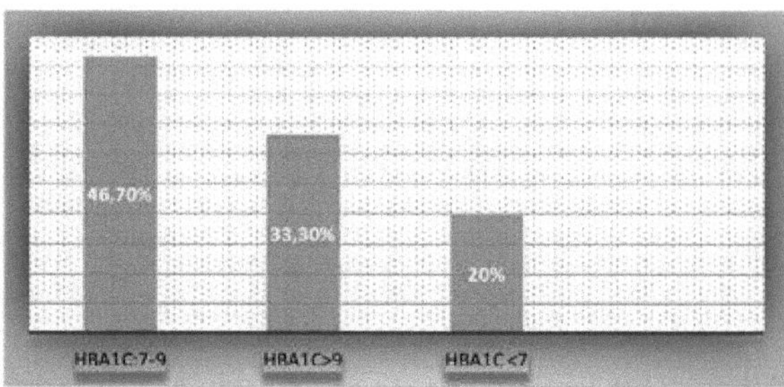

Figura 12: Distribuição de acordo com o equilíbrio glicémico

I A glicémia dos nossos doentes situava-se entre 7% e 9% em 46,7% dos casos.

Quadro XVI: Repartição por complicações agudas da diabetes

Complicações agudas	Força de trabalho	Percentagem
Hiperosmolaridade	2	6,7
Cetoacidose	**4**	**13,3**
Hipoglicemia	**4**	**13,3**
Não	20	66,7
Total	30	100,0

As complicações agudas foram dominadas pela hipoglicemia e cetoacidose, cada uma com 13,3%.

Quadro XVII: Repartição por complicações microangiopáticas crónicas da diabetes

Complicações microangiopáticas	Número N=30	Percentagem
Retinopatia	6	20,0
Neuropatia	**9**	**30,0**
Retinopatia +Nefropatia	1	3,3
Retinopatia + Neuropatia	4	13,3
Retinopatia+Nefropatia+Neuropatia	3	10,0
Não	7	23,3

A neuropatia foi a complicação microangiopática em 53,33% dos casos.

Quadro XVIII: Repartição por complicações macoangiopáticas crónicas da diabetes

Complicações macroangiopáticas	Número N=30	Percentagem
Doença cardíaca isquémica	1	3,3
AOMI	1	3,3
HTA	**15**	**50,0**
Cardiopatia isquémica + OMAI	1	3,3
HTA+AVC	6	20,0
Hipertensão+OAD+Doença cardíaca isquémica	1	3,3
Hipertensão+AVC+Doença cardíaca isquémica	2	6,7
HTA+AOMI	1	3,3
Não	2	6,7

A hipertensão arterial foi encontrada em 83,33% dos casos.

Quadro XIX: Repartição por complicações infecciosas agudas

Local das complicações infecciosas	Número N=30	Percentagem
Pulmonar	**14**	**46,6**
Aparelho digestivo	1	3,3
Cutane	5	16,6
Uro-genital	2	6,6
Não	10	33,3

As complicações infecciosas (pulmonares, digestivas, cutâneas e urogenitais) estiveram presentes em 66,6% dos nossos doentes. A infeção pulmonar isolada representou 46,6% dos casos.

Quadro XX: Distribuição de acordo com a classificação do Texas

Classificação do Texas	Força de trabalho	Percentagem

(fase/grau)		
Sem ferida	**25**	**83,3**
A0	**2**	**6,7**
B2	1	3,3
D3	**1**	**3,3**
B1	1	3,3
Total	30	100,0

A classe A0 foi a mais comum, representando 6,7% dos casos.

ƒ Dados globais da avaliação geriátrica

Quadro XXI: Repartição por cognição do doente

Comprometimento cognitivo (MMS)	Força de trabalho	Percentagem
Não	**15**	**50,0**
Demência vascular	**9**	**30,0**
Doença de Alzheimer	6	20,0
Total	30	100,0

A maioria dos nossos doentes não apresentava qualquer défice cognitivo e, dos restantes, os doentes com demência vascular representavam 60%.

Quadro XXII: Repartição de acordo com a autonomia do doente

Autonomia (ADL/IADL)	Força de trabalho	Percentagem
Sim	**17**	**56,7**
Não	13	43,3
Total	30	100,0

Os doentes independentes representaram 56,7%.

Tabela XXIII: Repartição por estado nutricional dos pacientes.

Malnutrição (MNA)	Força de trabalho	Percentagem
Não	**21**	**70,0**
Sim	9	30,0
Total	30	100,0

A subnutrição foi detectada em 30% dos casos.

Quadro XXIV: Distribuição dos doentes de acordo com o seu estado tímico

Depressão (MGSD)	Força de trabalho	Percentagem
Não	**23**	**76,7**
Sim	7	23,3
Total	30	100,0

A depressão estava presente em 23,3% dos doentes.

Quadro XXV: Distribuição dos doentes em função do seu risco de queda

Risco de queda (teste Up&Go)	Força de trabalho	Percentagem
Sim	**17**	**56,7**
Não	13	43,3
Total	30	100,0

Os doentes com risco de queda representaram 56,7%.

Quadro XXVI: Repartição por medicamentos

Polimedicação	Força de trabalho	Percentagem
Sim	**20**	**66,7**
Não	10	33,3
Total	30	100,0

A polimecação foi encontrada em 66,7% dos doentes.

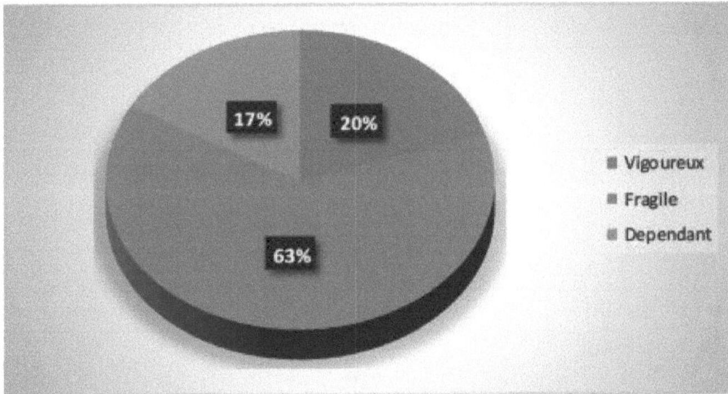

Figura 13: Repartição por avaliação geriátrica global dos doentes

Os doentes frágeis representaram 63%.

S Testes **paraclínicos**

Quadro XXVII: Distribuição de acordo com a presença ou ausência de **distiroidismo**

Distiroidismo	Força de trabalho	Percentagem
Não	**28**	**93,3**
Sim	2	6,7
Total	30	100,0

O distiroidismo esteve presente em 6,7% dos casos.

Quadro XXVIII : Distribuição segundo o nível de hemoglobina

Anémia	Força de trabalho	Percentagem
Não	**19**	**63,3**
Sim	11	36,7
Total	30	100,0

A anemia foi encontrada em 36,7% dos casos.

Tabela XXIX: Distribuição de acordo com a presença ou ausência de hiperleucocitose neutrofílica

Hiperleucocitose neutrofílica	Força de trabalho	Percentagem
Sim	**16**	**53,3**
Não	14	46,7
Total	30	100,0

A hiperleucocitose de neutrófilos estava presente em 53,3% dos nossos doentes.

S Aspectos **terapêuticos**

> **Tratamento da diabetes**

Tabela XXX: Distribuição dos doentes segundo a prescrição ou não de tratamento no momento da descoberta da diabetes

Tratamento desde a descoberta	Força de trabalho	Percentagem
Sim	**29**	**96,7**
Não	1	3,3
Total	30	100,0

Noventa e seis vírgula sete por cento (96,7%) dos nossos doentes foram tratados desde o momento da descoberta.

Tableau XXXI   Repartição por tratamento inicial da diabetes

Tratamento inicial	Número N=30	Percentagem
Antidiabéticos orais	**15**	**50,0**
Insulina	10	33,3
Regime	4	13,3
Antidiabéticos orais e Insulina	1	3,3

Metade dos nossos doentes estavam inicialmente a tomar antidiabéticos orais.

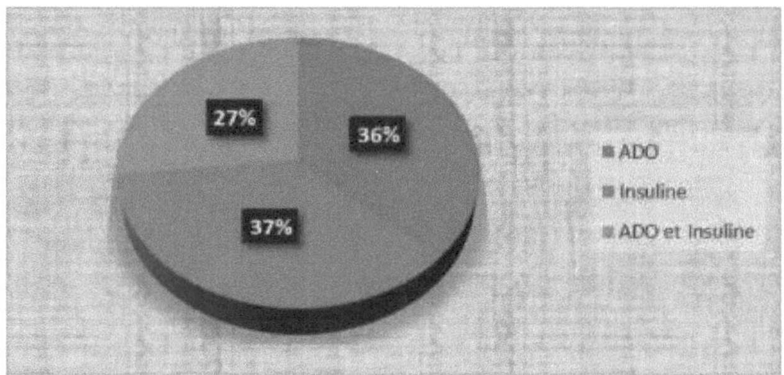

Figura 14: Distribuição de acordo com o tratamento atual da diabetes

Os doentes que tomam apenas insulina foram os mais representados, com 37%.

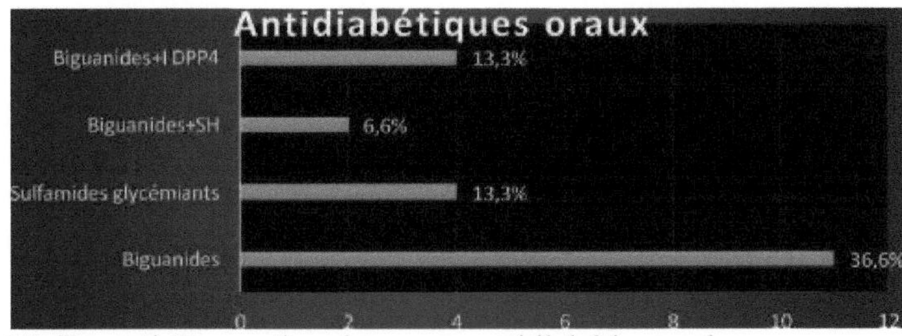

Figura 15: Repartição por tipo de agente antidiabético oral

A metformina (biguanida), prescrita isoladamente ou em combinação com outras DAO, teve uma frequência de utilização de 56,6%.

> **Tratamento de co-morbilidades**

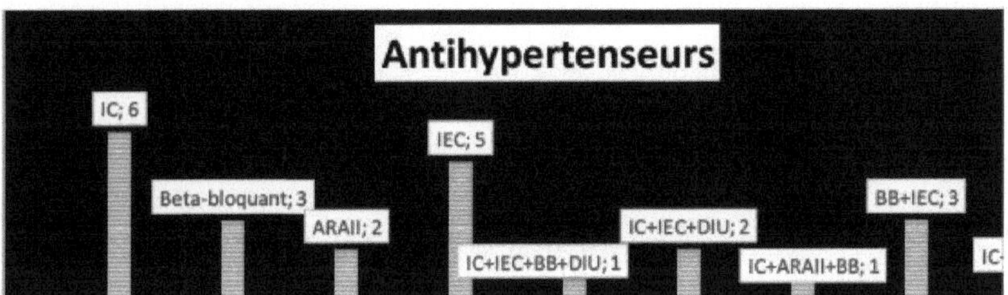

Figura 16: Distribuição por tipo de medicação anti-hipertensiva

Os inibidores de cálcio ё foram ийНзёз em 36,6% dos casos.

Tableau XXXII : Rёpartição por tipo de tratamento ЬуроНрётхаП;

Tratamento hipolipemiante	Força de trabalho	Percentagem
Estatinas	14	46,7
Fibratos	1	3,3
Não	15	50,0
Total	30	100,0

O tratamento hipolipemiante ё1:ш1: uma estatina em 46,7% dos casos.

Tableau XXXIII Distribuição de acordo com a toma ou não de **antiagregantes plaquetários**

Agentes antiplaquetários	Força de trabalho	Percentagem
Sim	**22**	**73,3**
Não	8	26,7
Total	30	100,0

Os doentes medicados com agentes antiplaquetários representaram 73,3%.

4.3 Resultados analíticos

Quadro XXXIV: **Relação entre a glicémia e a idade dos doentes**

Idade	Hbalc					Total	
	Hbalc<7%		Hbalc:7%-9%		Hbalc >9%		
	np%	n	p%	n		p%	N P%
65-74 anos	529,4	4	23,5	8		47,1	17 100,0
75-84 anos	00,0	8	88,9	1		11,1	9 100,0
85-95 anos	125,0	2	50,0	1		25,0	4 100,0
Total	620,0	14	46,7	10		33,3	30 100,0

Encontrámos uma associação estatisticamente significativa entre o HBA1c e a idade; **P = 0,035.**

A maioria dos doentes com idades compreendidas entre os 65 e os 74 anos apresentava um Hbalc > 9% (n=8), ou seja, 47,1%.

A maioria dos doentes com idades compreendidas entre os 75 e os 84 anos apresentava um Hbalc entre 7% e 9% (n=8), ou seja, 88,9%, tal como os doentes com idades compreendidas entre os 85 e os 95 anos (n=2), ou seja, 50%.

Tabela XXXV: Hemoglobina glicémica dos doentes de acordo com a sua avaliação geriátrica global

avaliação geriátrica global	Hbalc						Total	
	Hbalc<7%		Hbalc:7%-9%		Hbalc >9%			
	n	p%	n	p%	n	p%	N	P%
vigoroso	5	83,3	1	16,7	0	0,0	6	100,0
Frágil	1	5,3	9	47,7	9	47,7	19	100,0
Dependente	0	0,0	4	80,0	1	20,0	5	100,0
Total	6	20,0	14	46,7	10	33,3	30	100,0

Encontrámos uma associação estatisticamente significativa entre a reavaliação gëriátrica e a HBA1c **P=0,00.**

A maioria dos doentes vigorosos apresentava um Hbalc <7% (n=5), ou seja, 83,3%; apenas 5,3% (n=1) dos doentes frágeis apresentavam um Hbalc <7% (n=5), enquanto a maioria dos doentes dependentes apresentava um Hbalc entre 7% e 9% (n=4), ou seja, 80%.

Tabela XXXVI: Controlo glicémico dos doentes e ocorrência de complicações microangiopáticas da diabetes

Micoangiopatias	Hbalc						Total	
	Hbalc<7%		Hbalc:7%-9%		Hbalc >9%			
	n	p%	n	p%	n	p%	N	P%
Retinopatia	0	0,0	2	33,3	4	66,7	6	100,0
Neuropatia	1	11,1	5	55,6	3	33,3	9	100,0
Retinopatia+Nefropatia	0	0,0	1	100,0	0	0,0	1	100,0
Retinopatia+neuropatia	1	25,0	3	75,0	0	0,0	4	100,0
Retinopatia+Nefropatia+Neuropatia	0	0,0	2	66,7	1	33,3	3	100,0
Não	4	57,1	1	14,2	2	28,6	7	100,0
Total	6	20,0	14	46,7	10	33,3	30	100,0

Não se verificou associação estatística entre o desequilíbrio glicémico e a ocorrência de complicações microangiopáticas; **P=0,1.**

Tabela XXXVII: **Equilíbrio glicémico dos doentes e ocorrência de complicações macoangiopáticas** da diabetes

Macroangiopatias	Hba1c						Total	
	Hba1c<7%		Hba1c:7% 9		Hba1c >9%			
	n	p%	n	p%	n	p%	N	P%
Doença cardíaca isquémica	1	100,0	0	0,0	0	0,0	1	100,0
AOMI	0	0,0	1	100,0	0	0,0	1	100,0
HTA	3	20,0	6	40,0	6	40,0	15	100,0
HTA+AOMI	0	0,0	1	100,0	0	0,0	1	100,0
Doença cardíaca I+ AOMI	0	0,0	0	0,0	1	100,0	1	100,0
HTA+AVC	1	16,6	4	66,7	1	16,6	6	100,0
Hipertensão arterial + AOS + Doença cardíaca I	0	0,0	1	100,0	0	0,0	1	100,0
Pressão arterial elevada + acidente vascular cerebral + doença cardíaca I	0	0,0	1	50,0	1	50,0	2	100,0
Não	1	50,0	0	0,0	1	50,0	2	100,0
Total	6	20,0	14	46,7	10	33,3	30	100,0

Doença cardíaca I: Doença cardíaca isquémica

Não se verificou associação estatística entre o desequilíbrio glicémico e a ocorrência de complicações macroangiopáticas; **P=0,6.**

Tabela XXXVIII: Ocorrência de complicações microangiopáticas da diabetes em função da idade

Complicações microangiopáticas	Idade						Total	
	65-74 anos		75-84 anos		85-95 anos			
	n	p%	n	p%		np%	N	P%
Retinopatia	3	50,0	2	33,3	1	16,7	6	100,0
Neuropatia	7	77,7	1	11,1	1	11,1	9	100,0
Retinopatia+Nefropatia	0	0,0	1	100,0	0	0,0	1	100,0
Retinopatia+neuropatia	1	25,0	2	50,0	1	25,0	4	100,0
Retinopatia+Nefropatia+Neuropatia	2	66,7	1	33,3	0	0,0	3	100,0
Não	4	57,1	2	28,5	1	14,2	7	100,0
Total	17	56,7	9	30,0	4	13,3	30	100,0

Não encontramos associação estatisticamente significativa entre o avanço da idade e a ocorrência de complicações microangiopáticas; **P=0,7.**

Tabela XXXIX: Ocorrência de complicações macroangiopáticas da diabetes em função da idade

Complicações macroangiopáticas	Idade						Total	
	65-74 anos		75-84 anos		85-95 anos			
	n	p%	n	p%	n	p%	N	P%

	n	p%	n	p%	n	p%	N	P%
Doença cardíaca isquémica	1	100,0	0	0,0	0	0,0	1	100,0
AOMI	1	100,0	0	0,0	0	0,0	1	100,0
HTA	8	53,3	5	33,3	2	13,3	15	100,0
HTA+AOMI	1	100,0	0	0,0	0	0,0	1	100,0
Doença cardíaca I+ AOMI	1	100,0	0	0,0	0	0,0	1	100,0
HTA+AVC	3	50,0	3	50,0	0	0,0	6	100,0
Hipertensão arterial + AOS + Doença cardíaca I	0	0,0	0	0,0	1	100,0	1	100,0
Pressão arterial elevada + acidente vascular cerebral + doença cardíaca I	1	50,0	1	50,0	0	0,0	2	100,0
Não	1	50,0	0	0,0	1	50,0	2	100,0
Total	17	56,7	9	30,0	4	13,3	30	100,0

Não foi encontrada associação estatisticamente significativa entre o avanço da idade e a ocorrência de complicações macroangiopáticas; **P=0,5.**

Quadro XL: Ocorrência de complicações agudas da diabetes de acordo com a avaliação gerontológica global

Complicações agudas s	Avaliação geriátrica global						Total	
	Vigoroso		Fragilidade		Dependente			
	n	p%	n	p%	n	p%	N	P%
Hiperosmolaridade	1	50,0	1	50,0	0	0,0	2	100,0
Cdto-acidose	0	0,0	4	100,0	0	0,0	4	100,0
Hipoglicemia	1	25,0	1	25,0	2	50,0	4	100,0
Não	4	20,0	13	65,0	3	15,0	20	100,0
Total	6	20,0	19	63,3	5	16,7	30	100,0

Não encontrámos uma associação estatisticamente significativa entre o estado dos nossos doentes segundo a avaliação geriátrica global e a ocorrência de complicações agudas; **P=0,8.**

Tabela XLI: Ocorrência de complicações microangiopáticas de acordo com a avaliação gerontológica global

Complicações microangiopáticas	Avaliação geriátrica global						Total	
	Vigoroso		Frágil		Dependan			
	n	p%	n	p%	n	p%t	N	P%
Retinopatia	0	0,0	6	100,0	0	0,0	6	100,0
Neuropatia	1	11,1	8	88,9	0	0,0	9	100,0
Retinopatia+ Nefropatia	0	0,0	0	0,0	1	100,0	1	100,0
Retinopatia + Neuropatia	0	0,0	2	50,0	2	50,0	4	100,0
Retinopatia+Nefropatia+Neuropatia	0	0,0	2	75,0	1	25,0	3	100,0
Não	5	71,4	1	14,3	1	14,3	7	100,0
Total	6	20,0	19	63,3	5	16,3	30	100,0

Encontrámos uma associação estatisticamente significativa entre a avaliação geriátrica global e a ocorrência de complicações microangiopáticas. **P= 0,02.**

Os idosos vigorosos estavam predominantemente livres de complicações microangiopáticas (n=5), ou seja, 71,4%, enquanto os idosos frágeis estavam predominantemente afectados por neuropatia (n=8), ou seja, 88,9%, e os doentes dependentes estavam predominantemente afectados por retinopatia associada a neuropatia(2), ou seja, 50%.

Tabela XII: Repartição das complicações macroangiopáticas de acordo com a avaliação geriátrica global

Complicações macroangiopáticas	Avaliação geriátrica global						Total	
	n	Vigoroso p%	n	Frágil p%	n	Dependente p%	N	P%
Doença cardíaca isquémica	1	100,0	0	0,0	0	0,0	1	100,0
AOMI	0	0,0	1	100,0	0	0,0	1	100,0
HTA	3	20,0	11	73,3	1	6,7	15	100,0
HTA+AOMI	0	0,0	1	100,0	0	0,0	1	100,0
Doença cardíaca I+ AOMI	0	0,0	1	100,0	0	0,0	1	100,0
HTA+AVC	1	16,6	4	66,7	1	16,6	6	100,0
Hipertensão arterial + AOS + Doença cardíaca I	0	0,0	0	0,0	1	100,0	1	100,0
Pressão arterial elevada + acidente vascular cerebral + doença cardíaca I	0	0,0	1	50,0	1	50,0	2	100,0
Não	1	50,0	0	0,0	1	50,0	2	100,0
Total	6	20,0	19	63,3	5	16,7	30	100,0

Não encontramos associação estatisticamente significativa entre a condição dos nossos pacientes e a ocorrência de macroangiopatia; **P=0,3.**

Quadro XLIII: Repartição por estado geriátrico dos doentes e número de medicamentos tomados pelo doente.

Avaliação geriátrica global	Polimedicação				Total	
	Sim					
	n	p%	Não n	p%	N	P%
vigoroso	1	16,7	5	83,3	6	100,0
frágil	14	73,7	5	26,3	19	100,0
dependente	5	100,0	0	0,0	5	100,0
Total	20	66,7	10	33,3	30	100,0

Encontrámos uma relação estatisticamente significativa entre a polimedicação e o estado de

os nossos doentes têm avaliação global gëriátrica; **P=0,008.**

Apenas 16,7% (n=1) dos doentes vigorosos ëtait polymëdiquës; os doentes frágeis ëtait maioritariamente polymëdiquës (n=14), ou seja, 73,4%; o ^'be^ë dos nossos doentes dëpendentes ëtait polymëdiquë (n=5), ou seja, 100%.

5 COMENTÁRIOS E DEBATE

5.1 Limitações do estudo :

• As condições socioeconómicas das dëfavoraЬles impediram que muitos dos nossos doentes se submetessem a determinados exames para verificar a existência de complicações crónicas.

• Os dëcës de certos pacientes antes da conclusão da sua avaliação gëriátrica global, que ësou a causa da sua não inclusão no estudo.

• a pequena dimensão do nosso ë^^Иь^

5.2 Frequência :

Ao final de nossa ëШëc, encontramos uma frequência hospitalar de 14,96%. Este resultado é inferior ao encontrado por Dienta F (22,61%) em 2009 [106] e ao encontrado num estudo semelhante no departamento de medicina interna do Ponto G (27,73%). Isto pode ser explicado pelo pequeno tamanho da nossa amostra, pela divergência entre os nossos períodos de estudo e pelo facto de o Ponto G ter tido, durante este período, uma rëfëncia na gestão da diabetes.

5.3 Aspectos sócio-demográficos

Género:

Em nossa ëШëc, 15 pacientes ëtaient de sexe fëminin et 15 de sexe masculin, soit un sexe ratio de 1. Ceci ëtait proche de celui trouvë par Mahamane Sani et al au Niger en 2018 et J ABODO et al qui retrouvës respectivement 1,24% et 0,97% [107,108]. Por outro lado, de acordo com as estatísticas de 2019 fornecidas pela IDF, a prevalência de diabëte é mais ëlevëe nos homens

Idade :

A idade média ëtait 75,23 anos com extremos variando de 65 a 90 anos. Este resultado foi ligeiramente mais ëkyë do que o de Mahamane Sani et al, que foi de 70 anos [107], semelhante aos encontrados por Sophie B e M.-A. Chami et al, que foram 76,7 ± 5,9 anos [109] e 75,9 [110], respetivamente.

5.4 Aspectos clínicos :

Motivo da hospitalização :

A ah^ration de l'état gënëral (AEG), um modo bastante frequente de descoberta de uma patologia, foi o motivo mais comum de hospitalização no nosso estudo, com 26,7%. Este resultado foi superior ao de C. GEIST em 2013 no departamento de emergência de Estrasburgo, que teve uma frequência de 21% [111]. Isto pode ser explicado pelo facto de o AEG ser um motivo pouco frequente de hospitalização nos serviços de urgência em comparação com outros motivos, ao contrário da medicina interna.

A hipoglicemia é, no entanto, citada na literatura como sendo a mais frequente.

Tipo de diabetes :

A diabetes tipo 2 foi o tipo de diabëte encontrado em todos os nossos doentes (100%). Não registámos qualquer diabetes secundária. Dienta F [106] e M.-A. Chami et al [110] encontraram um resultado semelhante, ou seja, 100%. Mahamane Sani et al e J.ABODO et al obtiveram aproximadamente o mesmo resultado, ou seja, 93,3% e 96,2%, respetivamente [107,108]. Isto pode ser explicado pelo facto de o diabete tipo 2 representar a maior parte dos diabetes, tal como referido na literatura.

As duas (2) distiroidias (hipotiroidismo) encontradas durante o estudo foram descobertas no decurso da resolução da diabetes e nenhum dos doentes tinha sido submetido a uma radiografia abdominal para procurar calcificações no ar pancreático. O objetivo destes exames adicionais era procurar uma causa secundária para a diabetes.

Factores modificáveis e não modificáveis da diabetes e do risco cardiovascular :

Tendo em conta a sua idade (65 anos ou mais), todos os nossos pacientes já tinham pelo menos um fator de risco cardiovascular e de diabetes não modificável. A presença de pelo menos um fator de risco modificável para a diabetes foi constatada em 86,7%.

O estilo de vida sedentário estava presente em 53,3% dos nossos doentes. M.-A. Chami et al encontraram uma frequência de 57% [110], J.ABODO et al, 57,4% [108] e Mahamane Sani et al, uma frequência de 85,6% [107].

O excesso de peso esteve presente em 36,7% dos casos. Este resultado foi semelhante ao encontrado por Dienta F (36,58%) [106], próximo aos encontrados por MA. Chami et al e K Diyane et al, que encontraram, respetivamente, uma frequência de 42,9% [110] e 41,6% [112] e superior à de Fofana Y (23%) [113].

Setenta por cento (70%) dos nossos doentes tinham dislipidemia. Este resultado foi muito superior ao de Mahamane Sani et al, que encontraram 48,8% [107], mas próximo ao de M.N. Munshi et al nos EUA, que encontraram uma frequência de 77% [114].

Estes resultados poderiam ser explicados pela diversidade dos estilos de vida das pessoas, pela urbanização e, sobretudo, pelo sedentarismo.

A hipertensão arterial esteve associada ao diabetes em 83,3% do nosso estudo. Este resultado foi semelhante ao encontrado no estudo de J. Doucet et al, em que foi de 78% [115] e próximo do de Mahamane Sani et al, que encontrou 75,2% [107]; muito superior ao encontrado por Fofana Y e Dienta F, que encontraram 61% [113] e 51,11% [106], respetivamente. Isto confirma o que tem sido dito na literatura sobre o facto de a hipertensão ser uma doença crónica frequentemente associada à diabetes, quer como complicação crónica, quer como comorbilidade. Os bloqueadores dos canais de cálcio foram os agentes anti-hipertensores mais utilizados no nosso estudo, representando 36,6% dos casos.

Duração da diabetes :

Mais de metade dos doentes (53,3%) tinha desenvolvido a diabetes entre 10 e 20 anos. A duração média da progressão foi de 15 anos. Para o mesmo grupo etário, MA. Chami et al encontraram uma frequência de 31,4% [110]. Os nossos resultados estão de acordo com a literatura, em que a maioria dos estudos demonstrou que a diabetes no idoso é uma forma de diabetes que tem vindo a evoluir há pelo menos dez anos.

Complicações agudas :

No nosso estudo, as complicações agudas foram representadas principalmente pela hipoglicemia (a mais frequente de acordo com a literatura) e ceto-acidose, cada uma representando 13,3%. Verificámos que a hiperosmolaridade, que de acordo com a literatura é a caraterística marcante da DMT2, foi responsável por 6,7% dos casos. Ikram S encontrou uma frequência próxima da nossa para a hipoglicemia no seu estudo, 15,8% [115] em comparação com 7,53% para J.ABODO et al [108] e 81,5% para Mahamane Sani et al [107], que encontraram uma frequência muito mais elevada.

Complicações crónicas :

A neuropatia periférica foi a complicação microangiopática mais frequente (53,3%), seguida da retinopatia diabética (46,6%). Fofana Y e Mahamane Sani et al encontraram o mesmo fenómeno, mas com frequências muito diferentes: respetivamente 50% e 79,5% para a neuropatia; 21,40% e 32,1% para a retinopatia.

diabëtique [113, 107]. A divergência destes resultados em diferentes estudos poderá ser explicada pela divergência de condições socioeconómicas e demográficas (Mahamane Sani et al) para a realização de determinados exames complementares necessários ao diagnóstico, bem como pela pequena dimensão da nossa amostra.

Complicações infecciosas :

As complicações infecciosas (pulmonares, digestivas, cutâneas e urogenitais) estiveram presentes em 66,6% dos nossos doentes; este resultado foi inferior ao encontrado por Mahamane Sani et al, que encontraram uma frequência infecciosa de 74,6% [107]. J.Doucet et al encontraram uma frequência infecciosa de 63%, dominada essencialmente por infecções broncopulmonares (35%) [116] como no nosso estudo (46,6%). Esta frequência elevada de complicações infecciosas poderia ser explicada pela diminuição progressiva das defesas imunitárias dos idosos; a diversidade de certos resultados dever-se-ia provavelmente às condições de vida muito mais desfavoráveis de um país para outro.

5.7 De acordo com o estado dos nossos pacientes aquando da avaliação geriátrica global:

A maioria dos nossos doentes era frágil, 63,3% dos casos; 20% eram vigorosos e 16,7% eram dependentes.

Encontrámos não só uma correlação estatística entre o controlo glicémico e a idade dos nossos doentes (p: 0,035), mas também uma relação estatística entre o mesmo controlo glicémico e o estado dos nossos doentes de acordo com a avaliação gerontológica global (p: 0,00).

Em contraste com as complicações macoangiopáticas, encontrámos uma associação estatisticamente significativa entre a ocorrência de complicações microangiopáticas e o estado dos nossos doentes de acordo com a sua avaliação gerontológica global (P= 0,02).

5.8 Aspectos terapêuticos

Mais de metade dos nossos doentes (63,33%) tinham insulina no seu regime de tratamento. Este resultado foi inferior aos encontrados por Ikram S e J ABODO et al, que encontraram uma frequência de 77,6% e 90,2%, respetivamente [115, 108]. Este facto pode

Por outras palavras, esta elevada frequência de insulinoterapia pode ser explicada pelo declínio da função pancreática ao longo dos anos, pelas contra-indicações para a utilização de DAO e pelo aparecimento intempestivo de patologias agudas que requerem insulinoterapia transitória.

A metformina foi o ADO mais utilizado no nosso estudo, com uma frequência de 56,6%; os antiagregantes foram utilizados com uma frequência de 73,3% e as estatinas foram o tratamento hipolipemiante mais utilizado, representando 46,7% dos casos.

A polimedicação foi estatisticamente correlacionada com o estado dos nossos doentes de acordo com a avaliação geriátrica global (P= 0,008). A mesma observação foi feita por A. Trimeche et al no Institut National de Nutrition Bab Saadoun na Tunísia, que descobriram que a polimedicação foi responsável por 58% [117]. J. ABODO et al publicaram um artigo em novembro de 2019 sobre indivíduos diabéticos idosos seguidos durante 3 meses, no qual encontraram uma frequência de polimedicação de 75,4% [108]. Encontrámos uma frequência de 66,7% no nosso estudo.

PARTE VI

CONCLUSÃO

O nosso estudo envolveu 30 idosos diabéticos e encontrámos uma frequência hospitalar de 14,96% no nosso serviço. A diabetes tipo 2, o tipo de diabetes mais frequente, foi encontrada em 100% dos nossos pacientes. Descoberta durante a investigação da síndrome poliuro-polidipsica na maioria dos casos, pode ser particularmente incapacitante devido à ocorrência de complicações, especialmente nos idosos, nos quais a hipoglicemia e as complicações infecciosas são frequentes e podem ser formidáveis. Está mais frequentemente associada à hipertensão arterial, quer como complicação macroangiopática, quer como comorbilidade. A diabetes é uma fonte importante de fragilidade, de dependência e de polimedicação no idoso e a sua gestão óptima deve basear-se numa abordagem multidisciplinar progressiva e adaptada a cada doente (avaliação geriátrica global), reunindo o diabetologista, o geriatra e o médico de família.

RECOMENDAÇÕES :

Às autoridades sanitárias e aos decisores políticos:

Prestação de apoio médico aos diabéticos em estabelecimentos públicos e associações de diabéticos,

Difundir informações sobre a diabetes açucarada ao nível dos cuidados de saúde primários, a fim de educar a população, salientando, nos diabéticos conhecidos, os meios de evitar complicações metabólicas agudas e, nos não diabéticos, os factores de risco e os sintomas primários da diabetes.

Às autoridades administrativas do hospital :

-Fornecimento de farmácias em estruturas ëtáticas com mëdicamentos antidiabëtiques, especialmente gënëriques,

-Equipar o laboratório do hospital para efetuar determinados exames de urgência, tais como ionogramas sanguíneos, gasometria, creatinina e hemograma.

-Fornecer permanentemente ao serviço de medicina interna varetas (urina e sangue) e glucomëtre,

- Formação dos profissionais de saúde na técnica de educação terapêutica do paciente (ETP).

Pessoas com diabetes e suas famílias:

-Aceitar e compreender a sua doença,

-Observar as medidas higiëno-diëtëticas,

-Respeitar a dosagem dos medicamentos e os horários em que devem ser tomados,

-Mantenha as consultas йхёз para monitorização clínica e biológica,

-Possëder um glucomëtre se possível.

Ao pessoal de enfermagem:

-Registar todos os doentes diabéticos,

-Prestar cuidados regulares e adequados aos doentes diabéticos,

-Formação terapêutica dos doentes diabéticos e das suas famílias.

REFERÊNCIAS

[1] °Relatório do Comité de Peritos sobre o Diagnóstico e Classificação da Diabetes Mellitus, Diabetes Care, julho de 1997. vol 20. n 7, p. 1183-1197.

[2] Dusquesne F. Vuirarabiite da aдёe pessoa. Congres SFMU ; Urgências 2011, pp.277291

[3] Gëriatrie pour ie praticien, Beimin J, Chassagne P, Friocourt P, Gonthier R, Jeandei C, Nourhashëmi F, et ai, eds. Paris: Masson; 2009

[4] T. Mercer et al. Mitigating the Burden of Diabetes in Sub-Saharan Africa Through an Integrated Diagonai Heaith Systems Approach (Atenuação da Carga da Diabetes na África Subsariana através de uma Abordagem Integrada dos Sistemas de Saúde). Diabetes Metab. Syndr. Obes. Targets Ther. Oct 2019; 2261-2272.

[5] Federação Internacional do Diabetes. Atias du diabete. 9ª edição Quebec. 2019.

[6] F.D. COULIBALY. Frequence et prise en charge des pieds diabëtiques dans ie service de medecine et d'endocrinologie de I'hopital du Mali. Thëse : Med : FMOS de Bamako. 2014 ; 101p.

[7] Alta Autoridade de Saúde. Prescrição de atividade física e desportiva para a diabetes tipo 2. Organização dos percursos. HAS; setembro de 2018. URL: https://www.has-sante.fr/upioad/ docs/appiication/pdf/2018-10/ref_aps_dt2_vf.pdf

[8] Associação Americana de Diabetes. 2. Diagnóstico e Diagnóstico de Diabetes: Standards of Medicai Care in Diabetes. °Diabetes Care, Jan. 2018. voi. 41, n Suppi. 1, p. S13-S27.

[9] Louis Monnier. Diabëtoiogie. 3^dition. Paris. março de 2019.

[10] A Organização Mundial de Saúde (OMS). Definição e diagnóstico de diabetes meiiitus e hiperglicemia intermédia. Relatório de uma consulta da Organização Mundial de Saúde. Diagnosis. Eniigne . 1965. p46. Disponibie a o URL:https://apps.who.int/iris/bitstream/handie/10665/43588/9241594934_eng.pdf?sequence =1

[11] Bottazzo GF, Fiorin-Christensen A, Doniach D. Isiet-ceii antibodies in diabetes meiiitus with auto-immune poiyendocrine deficiencies. Lancet. 1974. 2. P. 1279-83.

[12] Christy M, Nerup J, Bottazzo GF, et al. Association between HLA-B8 and autoimmunity in juveniie diabetes. Lancet. 1976. 2. p.142-3.

[13] Marchand L, Thivolet C. Etiologia e fisiopatologia da diabetes tipo 1. EMC. Endocrinologia. junho de 2016. 13(4) :1-12.

[14] Buffet et al. Endocrinologie, diabëtologie, nutrition. Issy-les-moulineaux Elsevier Masson. 2010. 1. p 446.

[15] Colégio de professores de endocrinologia, diabetes e doenças metabólicas. Endocrinologie, diabëtologie et maladies mëtaboliques Issy-les-Moulineaux cedex, França: Elsevier Masson. 2019. 4ª ëd.

[16] De Fronzo RA, Bonadonna RC, Ferrannini E. Patogénese da DMNID. Uma visão equilibrada. Diabetes Care. 1992. 15. p318-68.

[17] Grupo de Investigação do Programa de Prevenção da Diabetes. Reduction in the incidence of type 2 diabetes with lifestyle intervention or metformin. N Engl J Med. 2002. 346. p 393-403.

[18] Kahn BB, Flier JS. Obesidade e resistência à insulina. J Clin Invest .2000. 106. p 473-81.

[19] Kahn CR. Insulin action, diabetogenes, and the cause of type II diabetes. Diabetes .1994. 43. p 1066-84.

[20]Bergsten P. Pathophysiology of impaired pulsatile insulin release. Diabetes Metab Res Rev. 2000. 16. p 179-91.

[21]O'Meara NM, Sturis J, van Cauter EV, Polonsky KS. Falta de controlo das oscilações ultradianas de secreção de insulina na tolerância à glicose diminuída e na diabetes mellitus dependente de inoninsulina. J Clin Invest .1993. 92. p 262-71.

[22]Polonsky KS, Given BD, Hirsch LJ, et al. Abnormal patterns of insulin secretion in noninsulin-dependent diabetes mellitus. N Engl J Med. 1988. 318. p 1231-9.

[23]Bratush-Marrain PR, Komjati M, Waldhausl WK. Efficacy of pulsatile-versus continuous insulin administration on hepatic glucose production and glucose utilization in type 1 diabetic humans. Diabetes care. 1986. 35. p 922-6.

[24]Cerasi E, Luft R. The plasma insulin response to glucose infusion in healthy subjects and in diabetes mellitus. Ata Endocrinol (Kbh). 1967. 55. p 278-304.

[25]Fujita Y, Herrow AL, Seltzer HS. Confirmação da resposta precoce da insulina ao estímulo glicémico na diabetes ligeira não obesa. Diabetes care. 1975. 24. p 17-27.

[26]Pfeiffer MA, Halter JB, Porte D. Insulin secretion in diabetes mellitus. Am J Med. 1981. 70. p 579-88.

[27]Brunzell JD, Robertson RP, Lerner RL, et al. Relationship between fasting plasma glucose levels and insulin secretion during intravenous glucose tolerance tests. J Clin Endocrinol Metab. 1976. 42. p 222-9.

[28]Obey FWJ, Beer SF, Carrington CA, et al. Ensaios imunoradiométricos sensíveis e específicos para a insulina humana, proinsulina, divisão 65-66 e divisão 32-33 das proinsulinas. Biochem J. 1989. 260. p 535-41.

[29]Davies M, Metcalfe J, Gray IP, et al. Insulin deficiency rather than hyperinsulinemia in newly diagnosed type 2 diabetes mellitus. Diabet Med. 1993. 10. p 305-12.

[30]Temple RC, Carrington GA, Luzio SD, et al. Insulin deficiency in noninsulin- dependent diabetes. Lancet. 1989. 1. p 293-5.

[31]Temple RC, Clark PMS, Nagi DK, et al. Radio immunoassay may overestimate insulin in non-insulin-dependent diabetics. Clin Endocrinol. 1990. 32. p 689-93.

[32]Levy J, Atkinson AB, Bell PM, et al. A deterioração das células beta determina o início e a taxa de progressão da insuficiência alimentar secundária na diabetes mellitus tipo 2: o seguimento de 10 anos do Belfast Diet Study. Diabet Med. 1998. 15. p 290-6.

[33]Grupo de Estudo Prospetivo da Diabetes do Reino Unido. Estudo Prospetivo sobre a Diabetes do Reino Unido 16. Visão geral de 6 anos de terapia da diabetes tipo II: uma doença progressiva. Diabetes. 1995. 44. p 1249-58.

[34]Krauss S, Zhang CY, Scorrano L, et al. A ativação da proteína desacopladora 2 mediada por superóxidos causa disfunção das células в pancreáticas. J Clin Invest. 2003. 112. p 1831-42.

[35]Sakuraba H, Mizukami H, Yagihashi N, et al. Reduzida massa de células beta e expressão de danos no ADN relacionados com o stress oxidativo nas ilhotas de pacientes diabéticos japoneses de tipo II. Diabetologia. 2002. 45. p 85-96.

[36]Hod M, Kapur A, Sacks DA, Hadar E, Agarwal M, Di Renzo GC, et al. The International Federation of Gynecology and Obstetrics (FIGO) Initiative on gestational diabetes mellitus: A pragmatic guide for diagnosis, management, and care. Int J Gynaecol Obstet. Oct 2015. 131 Suppl 3. p 173-211.

[37]Immanuel J, Simmons D. Rastreio e tratamento para diabetes aellitus gestacional de início precoce: uma revisão sistemática e meta-análise. Curr Diab Rep. Out 2017. 2.

17(11):115.

[38]Borot S. Kleinclauss C. Penfornis A. Coma hiperosmolar. EMC (Elsevier Masson SAS, Paris), Endocrinologie-Nutrition. 10-366-H-30. 2007.

[39]Associação Americana de Diabetes. Diagnóstico e classificação da diabetes mellitus. Diabetes Care. Jan 2014. 37 Suppl 1. p 81-90.

[40]Sigrist, S. Brandle, M. (2015). Emergências hiperglicêmicas em 1 adulto. EMH Media. 15(33) : 723-728

[41]Kitabchi AE, Umpierrez GE, Miles JM, Fisher JN. Crises hiperglicémicas em doentes adultos com diabetes. Diabetes Care 2009. 32. p 1335-43.

[43]Sigrist, S. Brandle, M. Emergências hiperglicêmicas em adultos. EMH Media. 2015. 15(33). p 723-728.

[44]Controlo intensivo da glicose no sangue com sulfonilureias ou insulina em comparação com o tratamento convencional e risco de complicações em doentes com diabetes tipo 2 (UKPDS 33). Grupo do Estudo Prospetivo de Diabetes do Reino Unido (UKPDS). Lancet 1998; vol 352: 837-53

[45]Halimi S. Hipoglicemia em pacientes diabéticos. EMC - Endocrinologia e Nutrição 2016 ;13(1) :1-10

[46]Ardigo, S. Philippe, J. Hypoglycëmie et diabëte. Revue Mëdicale Suisse. 2008, 4 : 137682

[47]Berrebi, W. Diagnósticos e terapêuticas do sintoma a la prescrição 8e ëd. Paris: Vuibert, 2018

[48]Orban J.-C., Ichai C. Complicações metabólicas aiguc's du diabëte. Reanimation. 2008, 17 : 761-767.

[49]Monnier L. Diabetologie, Issy-les-Moulineaux cedex, França: Elsevier Masson, 2019, 3ª ed.

[50]Bondil P. A disfunção erétil. Paris: John Libbey Euro text; 2003.p.1394.

[51]Knowler WC, Barrett-Connor E, Fowler SE, Hamman RF, Lachin JM, Walker EA, et al. Redução da incidência de diabetes tipo 2 com intervenção no estilo de vida ou metformina. N Engl J Med. 2002 Feb 7;346(6):393-403;

[52]Delyfer M.-N, Delcourt C. Epidemiology of diabetic rdtinopathy in international and French data. Medicina das doenças metabólicas. 2018, Vol.12-N°7: 553-8

[53]Gariani K, DE Seigneux A., Pechdre-Bertschi A., Philippe J., Martin P.-Y.   (). Nefropatia diabética. Jornal Médico Suíço. 2012, 8 : 473-9.

[54]Monnier L. Diabetologie, Issy-les-Moulineaux cedex, França: Elsevier Masson, 2019, 3ª ed.

[55]Relatório Anual de Dados USRDS: Epidemiologia da Doença Renal nos Estados Unidos. Bethesda: National Institutes of Health, National Institute of Diabetes and Digestive and Kidney Diseases, 2018 disponível em 1'URL: https://www.usrds.org/2018/view/Default. aspx, acedido em 16 de julho de 2019.

[56]Vodoin V., Karazivan P. A nefropatia diabética: uma série de complicações.Le Medecin du Quebec. 2010, 45 : 49-55.

[57]Gariani K., DE Seigneux A., Pechdre-Bertschi A., Philippe J., Martin P.-Y. Diabetic nephropathy. Revue Medicale Suisse. 2012, 8 : 473-9.

[58]McFarlane P et al. (). Doença renal crónica na diabetes. Can J Diabetes. 2018, 42: 201-9.

[59]Monnier L. Diabetologie, Issy-les-Moulineaux cedex, França: Elsevier Masson, 2019, 3ª ed.

[60] Grimaldi A. Guide pratique du diabdte. Issy-les-Moulineaux cedex, França: Elsevier Masson. 2009, 4ª ed

[61] Ha Van G, Hartemann-Heurtier A, Gautier F, Haddad J, Bensimon Y, Ponseau W, Baillot J, Fourniols E, Koskas F, Grimaldi A. Endocrinologie-Nutrition Pied diabetique, EMC (Elsevier Masson SAS), Paris, 2011, 10-20.

[62] Moxey PW, Gogalniceanu P, Hinchliffe RJ, Loftus IM, Jones KJ, Thompson MM, et al. Lower extremity amputations, a review of global variability in incidence. Diabet Med. 2011 Oct. 28(10) :1144 - 53 ;

[63] colégio de professores de endocrinologia, diabetes e doenças metabólicas. Endocrinologia, diabetologia e doenças metabólicas. Issy-les-Moulineaux cedex, França: Elsevier Masson, 2019, 4ª ed

[64] Giuliano F, Droupy S. Disfunção ёrecШe. EMC (Elsevier Masson SAS, Paris), progresso em urologia 2013, 23: 629-637.

[65] Phё V, Roupret M, Ferhi K, Traxer O, Haab F, Beley S. Etiologia e manejo da disfunção erétil no paciente diabético. EMC (Elsevier Masson SAS, Paris), Progres en urologie 2009, 19 : 364-371

[66] PERLEMUTER L, SELAM J-L, COLLIN DE L'HORTET G. Abreg6s. Conhecimentos e prática. Diabetes et maladies mëtaboliques. 4ª edição. Paris: Editions Masson, 2003. 408p.

[67] Gallois P, Valtee J-P, Le Noc Y. L'observance des prescriptions mëdicales: quels sont les facteurs en cause? Como l'aтёlюrer? Mёdecine. 2006 Nov ; 2(9) :402-6.

[68] Caroline BATTU. Gestão nutricional de um adulto com diabetes tipo 2. Actuals pharmaceutiques 2014, vol 53 : 57-60

[69] Priscille Tremblais et al. Guide des aliments-la nutrition (en ligne) 9novembre 2017- disponible a 1'URL : https://www.1anutrition.fr/bien-dans-sonassiette.

[70] BUYSSCHAERT Martin. Diabëtologie clinique, 4eme ёdition. Paris : Editions De Boeck Supёrieur, 2011 : 199 p.136

[71] LE JEUNNE Claire, VITAL DURAND Denis, Doroz 2017, guia prático de medicamentos. 36ª edição. Paris: Maloine, 2016: 2048 p.

[72] Zinman B. A substituição fisiológica da insulina. N Engl J Med 1989; 321: 363-70.

[73] Eisenbarth GS. Diabetes mellitus tipo 1. Uma doença autoimune crónica. N Engl J Med 1986; 314: 1360-8.

[74] Monnier L, Benichou M, Charra-Ebrard S, et al. An overview of the rationale for the pharmacological strategies in type 2 diabetes: from the evidence to new perspectives. Diabetes Metab 2005; 31: 101-9.

[75] Monnier L, Colette C. Falha de antidiabéticos orais em doses máximas toleradas: quais tratamentos injetáveis? Mёdecine des maladies Mёtaboliques 2016; 10: 121-30.

[76] Hedia S, Faouzi K. Congresso Internacional de Medicina Pluridisciplinar: Os novos antidiabéticos orais em 2019; 21 de março de 2009 ; Gammarth. Gammarth : Associação Internacional de Médicos de Família; 2009.

[77] Berrebi, W. (2018). Diagnóstico e terapêutica do sintoma à prescrição (8ª ёd). Paris: Vuibert

[78] Associação Americana de Diabetes - Associação Europeia para o Estudo da Diabetes. Prise en gestion de 1'huayperglycemie chez les patients diabёt iques de type2 [En ligne]. 2012 Jun [20/12/2018]; vol(6): [28 páginas] Disponível em 1'URL: https://www.sfdiabete.org

[79] Manderau-Bruno L, Fosse-Edorth S. Prevalência da diabetes tratada farmacologicamente (todos os tipos) em França. Disparidades territoriais e socioeconómicas. BEH 2017; 27-8.

[80] Diabetes em adultos idosos. Diabetes Metab 2005; 31: 5S1-11.

[81] Verny C, Hervy MP. Le diabete du sujet age. Encycl Med Chir, Paris Elsevier. Endocrinologia e Nutrição, 10: 1998, 6 p

[82] Kirkman MS, Jones Briscoe V, Clark N, et al. Diabetes em adultos mais velhos; um relatório de consenso. JAGS 2012; 60: 2342-56.

[83] Bansal N, Dhaliwal R, Weinstock RS. Gestão da diabetes nos idosos. Med Clin N Am 2015; 99: 351-77.

[84] Bourdel-Marchasson I, Helmer C, Fagot-Campagna A, Dehail P, Joseph PA. Incapacidade e qualidade de vida em pessoas idosas com diabetes. Diabetes Metab. 2007; 1: S66-74.

[85] Fried LP, Tangen CM, Walston J, Newman AB, Hirsch C, Gottdiener J, Seeman T, Tracy R, Kop WJ, Burke G, McBurnie MA; Cardiovascular Health Study Collaborative Research Group.Frailty in older adults: evidence for a phenotype.J Gerontol A BiolSci Med Sci. 2001; 56: 146-56.

[86] Alta Autoridade de Saúde. Comment reperer la fragilite en soins ambulatoires. (Em linha) disponível em 1'URL : http://www.has-sante.fr

[87] Folstein MF, Folstein SE, MC Hugh P. "Mini Mental State": um método prático para classificar o estado cognitivo dos pacientes para o clínico. J Psy Res, 1975, 12: 189-98.

[88] Katz S, Moskowitz AB, Jackson BA, et al. Studies of illness in the elderly. The index of ADL: a standardized measure of biological and psychological function. JAMA, 1963, 185: 914-9.

[89] Katz S, Downsns TD, Cash R, Groth RC. Progress in development of the index of ADL. Gerontologist, primavera de 1970, parte I: 20-30.

[90] Lawton MP, Brody EM. Assessment of older people: self-maintenance and instrumental activities of daily living. Gerontologist, 1969, 9: 179-86.

[91] Guigoz Y, Vellas B, Garry PJ. The Mini Nutritional Assessment (MNA): uma ferramenta de avaliação prática para classificar o estado nutricional de pacientes idosos. Facts Res Gerontol, 1994, (suppl 2), 15-32.

[92] Pinies JA, Cairo G, Gaztambide S, Vasquez JA. Curso e prognóstico de 132 pacientes com estado hiperosmolar diabético não cetótico. Diabetes & Metab, 1994, 20: 43-8.

[93] Malone ML, Gennis V, Goodwin JS. Characteristics of diabetic ketoacidosis in older versus young adults. J Am Geriatr Soc, 1992, 40: 1100-4.

[94] Diabetes em adultos idosos. Diabetes Metab 2005; 31(Edição especial. 2): 5S1-11.

[95] Shorr RI, Ray WA, Daugherty JR, et al. Individual sulfonylureas and serious hypoglycemia in older people. J Am Geriatr Soc, 1996; 44: 751-5.

[96] Broker P, Capriz-Ribiere F, Hieronimus S. Hipoglicemia em pacientes diabéticos. La Revue du Gënëraliste et de la Gërontologie, 1997, 31: 9-13.

[97] Diabetes no idoso. Parte 2. Diabetes Metab 2007; 33(Suppl. 1): S1-86.

[98] Diabetes em adultos idosos. Diabetes Metab 2005; 31(Edição especial. 2): 5S1-11.

[99] Associação Americana de Diabetes. Adultos mais velhos. Sec.10. em Standards of medical care in diabetes-2016. Diabetes Care 2016; (Suppl.1) S81-5.

[100] Vischer UM, Bauduceau B, Bourdel-Marchasson I, et al. Um apelo para incorporar a prevenção e o tratamento das perturbações geriátricas na gestão da diabetes nos idosos. Diabetes Metab 2009; 35 : 168-77.

[101] Bansal N, Dhaliwal R, Weinstock RS. Gestão da diabetes nos idosos. Med Clin N Am 2015; 99: 351-77.

[102] Darmon P, Bauduceau B, Bordier L, et al. Declaração de posição da Sociëtë Francophone du Diabëte (SFD) sobre o manejo mëdicamentous da hiperglicemia no paciente diabético tipo 2. Medicina das doenças metabólicas 2017; 11: 577-93.

[103] Inzucchi SE, Bergenstal RM, Buse JB, et al. Management of hyperglycaemia in type 2 diabetes: a patient-centered approach. Declaração de posição da Associação Americana de Diabetes (ADA) e da Associação Europeia para o Estudo da Diabetes (EASD). Diabetologia 2012;55:1577-96.

[104] A diabetes. Echantillon national representatif des personnes diabëtiques Entred 2007-2010 [Em linha]. Disponível em
O URL: http://www.invs.sante.fr//publications/entred/entred-2007-2010/index.html.

[105] Guia para o tratamento de doenças diabéticas. Mëdecine des maladies mëtaboliques 2008; (2). Hors^rie 1.

[106] Dienta F. Probtematique de la prise en charge du diabete sucre chez les sujets du 3 eme age dans les unites crees au compte de l'approche Steps Wise a Bamako et Kati [Thëse].Mëdecine : Bamako, kati ; 2009. 91p.

[107] Mahamane Sani MA, Ada A , Tchatath NNV, Daou M , Brah S, Andia A, Malam-Abdou B, Adehossi E.Particular^s du Diabete du Sujet Aдë de Plus de 60 Ans au Niger. Health Sci. Dis: Vol 19 (1) Suppl 1 Feb 2018.

[108] J.ABODO, A LOKROU, P KOFFI-DAGO, F KOUASSI, A HUE, AJC AZOH, A DERBE, M SANOGO. Carac^ristiques diabëtologiques et gëriatriques du sujet diabëtique agë hospitalisë a Yopougon.Service d'endocrinologie-diabëtologie, CHU deYopougon, abidjan, Cote d'lvoire.Rev Int Sc Med 2013;15,2:64-68.

[109] Sophie Bucher. Diabete de tipo II et sujets de plus de 65 ans non institutionalisës : prise en charge par les mëdecins gënëralistes en conditions de vie reelle - Suivi de cohorte. Endocrinologia e metabolismo. Universo Paris Saclay (COmUE), 2018.

[110] Chami MA, Zemmour L, Midoun N, Belhadj M. Diabete sucre du sujet agë : la premiere enquete a^rienne Diabetesmellitus nos idosos: O primeiro inquérito argelino 2015 . Mëdecine des maladies Mëtaboliques março de 2015;Vol. 9 - N°2: 210-215.

[111] C. GEIST. Admissão por alteração do "estado geral" no Serviço de Atendimento e Tratamento de Urgências (SAU) do Novo Hospital Civil de Estrasburgo. setembro de 2013.
Disponível em: http://www.smf.org

[112] Khadija Diyane,Nawal El Ansari, Ghizlane El Mghari, Karim Anzid, e Mohamed Cherkaoui. Características da associação diabetes tipo 2 e hipertensão em idosos com 65 anos ou mais do serviço d'endocrinologie-diabëtologie du CHU de Marrakech, du mois de Novembre 2010 au mois de Juillet 2011. Revista Médica Pan-Africana2013; 100:14.
Disponível em: http://www.panafrican-med-journal.com/content/article/14/100/full/

[113] Fofana et al. Diabete du sujet agë en pratique hospitaliere a Bamako. 2014 March.
Disponível em: http://www.em-consulte.com

[114] Munshi MN, Segal AR, Slyne C, SamurAA, Brooks KM, Horton ES. Deficiências do uso de eAG derivado de HbA1C em adultos mais velhos com diabetes 2015. Diabetes Res ClinPract 2015 Oct; 110(1):60-5.

[115] Ikram S. Diabete du sujet age [Estes]. Medecine : Marrakech ; 2017. 184p

[116] Doucet J, Bauduceau B, Le Floch P, Verny C. Estudo Gerodiab: descrição de 985 doentes diabéticos de tipo 2 com mais de 70 anos. DiabetesMetabA 2011 ; 37 :36-A108.

[117] A. Trimeche, F. Ben Slama, H. Ben Amara, H. Ibrahim, L. Dahmouni, N. Daly, F. Ben Mami. La polymedication chez le diabetique age ; LA TUNISIE MEDICALE - 2013 ; Vol 91 (n°01) : 50 - 53.

Apêndices

Formulário de inquérito
Formulário de inquérito I. Identidade: N° fiche :................... **Contacto do doente:**
Nome(s) próprio(s): Apelido: Idade: Sexo: 1-H /_/ 2-F /_/ Residência: Grupo étnico: Bambara/ /_peulh /_/ soninké/
/_Profissão: dona de casa/ /_agricultor/ /_Sonrhai/ /_mianka/ /_boa/ /_Assinante/ /_Escriturário/ /_Malinké/ /_bozo/ /_
maure/ /_Funcionário público: ativo/ /_reformado/ /_Tamacheck/ /_senoufo/ /_Outro..
Outros........................... Peso: Altura: Perímetro da cintura: IMC:............ 1- magro /_/ 2- normal /_/ 3- excesso de
peso /_/ 4- obesidade moderada / /_5- obesidade grave /_/ 6- obesidade mórbida /_/ **II. Data de admissão:** / / **III.**
Motivo da hospitalização: IV. Data da descoberta da diabetes: / / **V. Método de descoberta:** 1-descoberta
por acaso /_/ 2- controlo de saúde /_/ 3-complicação aguda /_/ em caso afirmativo, qual..
4-Complicação crónica /_/ 5-Outro /_/
VI. Tipo de diabetes: 1-tipo 1 /_/ 2-tipo 2 /_/ 3-secundária /_/
VII. Acompanhamento: 1-regular /_/ 2-Regular /_/ **VIII. Tratada desde a descoberta:** 1-Sim /_/ 2-Não /_/ **IX.**
Tratamento inicial: 1-dieta /_/ 2-ADO /_/ 3-insulina /_/ 4-outros /_/
X. Tratamento atual: 1-dieta /_/ 2-ADO /_/ 3-insulina /_/ 4-outros /_/ **XI. Antecedentes pessoais:** 1-HTA /_/ 2-
Asma /_/ 3-Doença falciforme /_/ 4-Cardiopatia /_/ 5-Nefropatia /_/ 6-Hepatopatia /_/ 7-Peso excessivo /_/ 8-
Obesite /_/ 9-Dislipidemia /_/ 10-Outros / / 11 -Autoimunidade / /_**XII. Antecedentes familiares:** 1-
Diabetes /_/ 2-HTA /_/ 3-Nefropatia /_/ 4-Doença falciforme /_/ 5-Cardiopatia /_/ 6-Asma /_/ 7-Hepatopatia /_/ 8-
Outros /_/ 9-Autoimunidade/ /_**Factores de risco da diabetes:** a. Não modificáveis: 1-idade /_/ 2-hereditariedade
/_/
3-Sexo /_/ b. Modificáveis: 1-sedentarismo /_/ 2-obesidade /_/ 3-dislipidemia /_/
XIII. Factores de risco cardiocirculatórios: a. Não modificáveis: 1-idade /_/ 2-hereditariedade /_/ 3-sexo /_/ b.
modificáveis: 1-HTA /_/ 2-obesidade /_/ 3-álcool /_/ 4- sedentarismo /_/ 6- dislipidemia / /_5-cigarro /_/
XIV. Complicações
AIGUES :
A. Hiperosmolaridade 1- Sim /_/ 2- Não / /_**B. Cetoacidose** 1- Sim /_/ 2-Não /_/ **C. Hipoglicemia** 1- Sim /_/ 2-
Não / /_**D. Acidose láctica** 1- Sim /_/ 2-Não /_/
CÓNICA :
A. Microangiopatia: 1-Sim /_/ 2-Não /_/ a. **Retinopatia:** 1-Sim /_/ 2-Não /_/ FO:
....
Se presente, fase da retinopatia: ....
Outros:.. b. **Nefropatia** 1-Sim /_/ 2-Não /_/ Microalbuminúria 1-Sim / /_...............
Não / /_Proteinúria 1-Sim /_/............ 2-Não /_/ Creatinemia .... Clearance ....
ECBU...
Se presente, fase da nefropatia: .... c. **Neuropatia periférica** 1-Sim /_/ 2-Não /_/
Reflexos: ....
Monofilamento :...
Parestesia: 1-Sim /_/................. 2-Não /_/
B. Macroangiopatia a. Acidente vascular cerebral 1- Sim /_/ 2-Não /_/
TC:...
b. Enzimas cardíacas: .... ECG:
....
Echocoeur :...
Angiografia coronária: 1-Sim/ /_2-Não/ /_**c. Arteriopatia** 1-Sim /_/ 2-Não /_/ IM Doppler:
.... **d. Tensão arterial elevada:** 1-Sim /_/ 2-Não /_/.
C. Complicações podológicas 1- Sim /_/ 2-Não /_/ Em caso afirmativo, grau (TEXAS):......... ... **Fase 1** 1- Sim /_/
2-Não /_/ **Fase2** 1- Sim /_/ 2-Não /_/ **Fase3** 1- Sim /_/ 2-Não /_/ **Fase4** 1- Sim /_/ 2-Não /_/ **D. Complicações**
infecciosas 1- Sim /_/ 2- Não / /_Em caso afirmativo, quais e, se possível, o local ou o fator
desencadeante:...
XV. Paraclínica HbA1c: .... triglicéridos: ....TSHus :................... colesterol total:
...................HDLc :...................LDLc :.......................
Natremia:....................kalemia:......................calcemia:.................
NFS : GR :.........................GB :.........................PLQ :..........................
Tx Hb :....................VGM :..................CCMH :......................TCMH :.................... PNN :......................PNE
:..................PNB :...................LYMP :..................MONO :..............
Pesquisa de causas secundárias de diabetes 1-Sim /_/ 2-Não /_/ Se sim, qual
delas:.. **a. Pancreatopatia** 1- Sim /_/ 2- Não /_/ **b. Toxicodependência** 1-
Sim /_2- Não / /_**c. Endocrinopatia** 1- Sim /_2- Não / /_1-Tratada /_2- Não tratada /_/ **XVI. Avaliação geriátrica**
global Problemas cognitivos: 1- Sim /_/ 2- Não /_/ **Pontuação MMS:** ....
Demência: 1 - Sim /_2 - Não /_/ **Doença de Alzheimer:** 1 - Sim /_2 - Não / /_Autonomia: 1 - Sim /_2 - Não /_
Pontuação AIVQ/IADL: ....

Malnutrição 1- Sim /_/ 2- Não /_/ **Pontuação MNA:**......................

Depressão-Ansiedade 1- Sim /_/ 2- Não /_/ **Pontuação Mini GDS :**.............

Mobilidade e risco de queda:... **Testes: estação unipodal** 1- Sim /_/ 2-Não /_/ **Timed Get up and Go** 1- Sim /_/ 2-Não /_/ Polimedicação 1- Sim /_/ 2- Não /_/ **a. ADO** 1- Sim /_/ 2-Não /_/ **b. INSULINA 1-Sim /_2-Não /_/ c. ANTI-HIPERTENSÃO 1-Sim /_2-Não /_/ d. ANTALGICOS 1-Sim /_2-Não /_/ e. NEUROLÉPTICO 1-Sim /_2-Não /_/ f. ANTIAGREGANTE PLAQUETÁRIO 1-Sim /_2-Não /_/ g. STATINA 1-Sim /_2-Não /_/ h. ANTIARRÍTMICOS 1-Sim /_2-Não /_/ i. ANTIBIÓTICO 1-Sim /_2-Não /_/ Medicamentos** ....

Formulário de avaliação geriátrica global

TEST DE FOLSTEIN ou Mini Mental Score (MMS)

1. ORIENTATION TEMPS ET ESPACE (1 point par réponse exacte)

En quelle année sommes nous ?
Quelle saison ?
Quel mois ?
Quelle est la date ?
Quel est le jour de la semaine ?

Dans quelle ville sommes nous ?
Dans quel département ?
Dans quelle région ?
Quel est le nom de la rue ?
Quel est le nom de la pièce où nous sommes ?

SCORE (maximum 10)

2 . APPRENTISSAGE

Donner 3 noms d'objets usuels (chaussure, fleur, porte)
Compter 1 point par mot correctement répété au 1er essai

SCORE (maximum 3)

3 . ATTENTION ET CALCUL

Demander de compter, à partir de 100, en retirant 7 à chaque fois
Arréter après 5 soustractions. Noter le nombre de réponse correcte

SCORE (maximum 5)

Si le patient refuse (score 0) , on lui demande d'épeler le mot MONDE
à l'envers. 1 point par lettre en bonne place

SCORE MONDE (maximum 5)

4 . RAPPEL - MEMOIRE

Demander les 3 noms d'objets présentés auparavant
(1 Point par réponse correcte)

SCORE (maximum 3)

5 . LANGAGE

Monter et demander le nom : stylo et montre (1point par item)
Faire répéter : "il n'y a pas de mais ni de si ni de et " : 1point ou 0
Faire exécuter un ordre triple : prenez cette feuille de papier, pliez la et
jetez la par terre (1 point par item correct)
Faire lire et exécuter un ordre écrit : " fermez les yeux " : 1 point ou 0
Ecriture spontanée : une phrase. Ne pas donner d'exemple
(1 point pour une phrase simple. Orthographe et grammaire indifférentes)

Faire copier le dessin suivant :
1 point si les 2 polygones sont
corrects et entrecoupés au niveau
de leur angle droit
NB : Ce test est très sensible aux atteintes organiques débutantes

SCORE (maximum 9)

SCORE TOTAL (Maximum 30) :
RESULTATS
—— Un score total de 30 permet de rassurer le patient.
—— Entre 20 et 30, le diagnostic ne peut être posé, compléter les explorations.
— Au dessous de 20, il existe un réel trouble

Mobilité et risque de chute

Up & Go test

	Fait : 1	Ne fait pas : 0	Non réalisable
Inviter la personne à :			
• Se lever d'un fauteuil avec accoudoirs :	☐	☐	☐
• Traverser la pièce - distance de 3 mètres :	☐	☐	☐
• Faire demi-tour :	☐	☐	☐
• Revenir s'asseoir :	☐	☐	☐

• Temps nécessaire : _____ secondes.
• Score : _____ / 4
Interprétation : risque de chute si score ≤ 1 et temps de réalisation > 20 secondes.
On note egalement les lenteurs d' execution, les hesitations, une marche trebuchante.

Test Unipodal
Demander à la personne de rester en appui sur 1 pied sans aide pendant au moins 5 secondes.

	Oui	Non	Non réalisable
• Pied droit :	☐	☐	☐

- **Pied gauche :**

Echelle des activités instrumentales de la vie quotidienne - Test de Lawton   ☐

Activités		Cotation femmes	Cotation hommes
1. Téléphone	Utilise le téléphone de sa propre initiative, compose le numéro	1	1
	Compose quelques numéros connus	1	1
	Décroche mais ne compose pas seul	1	1
	N'utilise pas le téléphone	0	0
2. Faire les courses	Achète seul la majorité des produits nécessaires	1	1
	Fait peu de courses	0	0
	Nécessite un accompagnement lors des courses	0	0
	Incapable de faire ses courses	0	0
3. Faire la cuisine	Prévoit et cuisine les repas seul		1
	Cuit les repas après préparation par une tierce personne		0
	Fait la cuisine mais ne tient pas compte des régimes imposés		0
	Nécessite des repas préparés et servis		0
4. Ménage	S'occupe du ménage de façon autonome		1
	Fait seul des tâches ménagères légères		1
	Fait les travaux légers mais de façon insuffisante		1
	Nécessite de l'aide pour les travaux ménagers		1
	Nécessite de l'aide pour les travaux ménagers quotidiens		0
5. Linge	Lave tout son linge seul		1
	Lave le petit linge		1
	Tout le linge doit être lavé à l'extérieur		0
6. Transport	Utilise les moyens de transport de manière autonome	1	1
	Commande et utilise seul un taxi	1	1
	Utilise les transports publics avec une personne accompagnante	0	0
	Parcours limités en voiture, en étant accompagné	0	0
	Ne voyage pas	0	0
7. Médicaments	Prend ses médicaments correctement et de façon responsable	1	1
	Prend correctement les médicaments préparés	0	0
	Ne peut pas prendre les médicaments correctement	0	0
8. Argent	Règle ses affaires financières de façon autonome	1	1
	Règle ses dépenses quotidiennes, aide pour les virements et dépôts	1	1
	N'est plus capable de se servir de l'argent	0	0

Pour chaque item, la cotation ne peut être que 0 et 1. Le score est côté de 0 à 5 pour les hommes et de 0 à 8 pour les femmes. 0 désignant une dysautonomie totale et 8 une personne totalement autonome

Dépistage de l'état nutritionnel MNA (Mini Nutritional Assessment)		
Le patient a-t-il mangé moins ces 3 derniers mois par manque d'appétit, problèmes digestifs, difficultés de mastication ou de déglutition ? 0 = anorexie sévère 1 = anorexie modérée 2 = pas d'anorexie		..... Pts
Perte récente de poids (<3 mois) : 0 = perte de poids > 3 kg 1 = ne sait pas 2 = perte de poids entre 1 et 3 kg 3 = pas de perte de poids		..... Pts
Motricité : 0 = du lit au fauteuil 1 = autonome à l'intérieur 2 = sort du domicile		..... Pts
Maladie aiguë ou stress psychologique lors des 3 derniers mois ? 0 = oui 2 = non		..... Pts
Problèmes neuropsychologiques : 0 = démence ou dépression sévère 1 = démence ou dépression modérée 2 = pas de problème psychologique		..... Pts
Indice de masse corporelle IMC (IMC = poids/(taille^2) en kg/m^2) : 0 = IMC < 19 1 = IMC entre 19 et 21 2 = IMC entre 21 et 23 3 = IMC >23		..... Pts
Score de dépistage (max 14 pts) 12 pts ou plus : normal 11 pts ou moins : malnutrition possible (faire appel à la diététicienne)		... Pts

<u>**Dépistage de la dépression chez la personne âgée (mini-GDS)**</u>

Pour des scores de mini GDS ≥ 1, la probabilité de dépression est forte (sensibilité : 88%, spécificité : 63%) et il convient d'utiliser l'échelle de dépression gériatrique de 15 points

Vous sentez vous souvent découragé et triste?	oui = 1 / non = 0
Avez-vous le sentiment que votre vie est vide?	oui = 1 / non = 0
Êtes vous heureux (se) la plupart du temps?	oui = 0 / non = 1
Avez-vous l'impression que votre situation est desespérée ?	oui = 1 / non = 0

71

FICHA DE FACTOS

Último nome: BAGAYOGO **Nome próprio :** Lassine   **Cidade:** Bamako

País de origem : Mali**Telefone :** (00223) 75494348

Endereço eletrónico : lbagayogo95@gmail.com **Ano de defesa : 2022-2023**

Título da tese: Aspectos epidemiológicos, clínicos e terapêuticos da diabetes no idoso no serviço de medicina interna do CHME "LE LUXEMBOURG".

Áreas de interesse: Medicina interna, diabetologia e geriatria.

Depositário: Biblioteca da Faculdade de Medicina e Odontostomatologia.

RESUMO :

Introdução: A diabetes no idoso é um tema particularmente sensível e pouco abordado na literatura. Trata-se de uma entidade bastante complexa, dado o processo de envelhecimento fisiológico, com os conceitos de polipatologia e polimecação ligados, entre outros factores, à idade e ao polimorfismo da própria diabetes. A sua gestão requer uma abordagem individualizada e centrada no doente, com a definição prévia de objectivos baseados numa avaliação geriátrica global.

Método: Trata-se de um estudo observacional, descritivo, transversal, com recolha prospetiva de dados, realizado entre 1 de julho de 2020 e 31 de dezembro de 2020 (seis (6) meses) em 30 doentes do serviço de medicina interna do CHME "LE LUXEMBOURG".

Objectivos: Estudar os aspectos epidemiológicos, clínicos e terapêuticos da diabetes no idoso no serviço de medicina interna do Centre Hospitalier Mere-Enfant (CHME) le Luxembourg em Bamako.

Resultados: A média de idades foi de 75,23 anos, com extremos entre 65 e 90 anos, e o rácio entre sexos foi de 1. Verificámos uma frequência de internamento de 14,97%, sendo a alteração do estado geral o motivo de internamento mais frequente (26,7%). Todos os nossos doentes eram diabéticos tipo 2, ou seja, 100%; 86,7% foram descobertos durante a avaliação da síndrome poliuro-polidípica, e todos tinham pelo menos 1 fator de risco não modificável para diabetes e doença cardiovascular.As complicações agudas foram sobretudo a hipoglicemia e a cetoacidose (13,3 cada); a neuropatia periférica foi a complicação microangiopática mais frequente (53,3%), seguida da retinopatia diabética (46,6%); as complicações infecciosas foram sobretudo a infeção pulmonar (63,6%). A hipertensão arterial esteve associada à diabetes em 83,3% dos casos, quer como complicação macroangiopática, quer como comorbilidade, e foi tratada com IC em 36,6% dos casos.63,3% dos nossos doentes eram frágeis, 20% eram vigorosos e 16,7% dependentes; 63,33% tinham insulina no seu esquema terapêutico e a metformina foi a DAO mais frequentemente prescrita, representando 56,6% dos casos. Sessenta e seis vírgula sete dos pacientes (66,7%) eram polimedicados.

PALAVRAS-CHAVE: Diabetes, idosos, medicina interna, CHME

FICHA DE DADOS

Nome: BAGAYOGO   **Nome próprio:** Lassine   **Cidade:** Bamako

País de origem : Mali   **Telefone :** (00223) 75494348

Endereço eletrónico : <u>lbagayogo95@gmail.com</u> **Ano de defesa:** 2022-2023

Título da tese: Aspectos epidemio-clínicos e terapêuticos da diabetes no idoso em medicina interna

Departamento do CHME "LE LUXEMBOURG

Área de interesse: Medicina interna, diabetologia e geriatria.

Local de depósito: Biblioteca da Faculdade de Medicina e Odonto-Stomatologia.

RESUMO:

Introdução: A diabetes no idoso é um tema particularmente sensível e pouco abordado nos estudos. Trata-se de uma entidade bastante complexa dado o envelhecimento fisiológico com as noções de polipatologia e polimecação ligadas, entre outros factores, à idade e ao polimorfismo da própria diabetes. A sua gestão requer uma abordagem individualizada, centrada no doente com a definição prévia de objectivos baseados na avaliação geriátrica global.

Método: Trata-se de um estudo observacional, descritivo e transversal, com recolha prospetiva de dados, realizado entre 1 de julho de 2020 e 31 de dezembro de 2020 (seis (6) meses), envolvendo 30 doentes do serviço de medicina interna do CHME "LUXEMBURGO".

Objectivos: Estudar os aspectos epidemiológicos, clínicos e terapêuticos da diabetes no idoso no serviço de medicina interna do Centro Hospitalar Materno-Infantil (CHME) Luxemburgo em Bamako

Resultados: A média de idades foi de 75,23 anos, com extremos entre 65 e 90 anos, e o rácio entre os sexos foi de 1. Verificámos uma frequência de internamento de 14,97%, sendo o motivo de internamento mais frequente a deterioração do estado geral, ou seja, 26,7%. Todos os nossos doentes eram diabéticos de tipo 2, ou seja, 100%; descobertos durante a revisão da síndrome poliuro-polidípica em 86,7%, apresentando todos pelo menos 1 fator de risco não modificável para a diabetes e para a doença cardiovascular. As complicações agudas foram marcadas principalmente por hipoglicemia e cetoacidose, ou seja, 13,3 cada. A neuropatia periférica foi a complicação microangiopática mais encontrada, ou seja, 53,3%, seguida da retinopatia diabética (46,6%). As complicações infecciosas foram sobretudo a infeção pulmonar (63,6%). A hipertensão arterial esteve associada à diabetes em 83,3%, quer como complicação macroangiopática, quer como comorbilidade, e foi tratada com um CI em 36,6 dos casos. A maioria dos nossos doentes era frágil, 63,3% dos casos, 20% eram vigorosos e 16,7% dependentes; 63,33% tinham insulina no seu regime de tratamento, a metformina foi o ADO mais prescrito, ou seja, 56,6% dos casos. Sessenta e seis vírgula sete dos doentes (66,7%) eram polimedicados.

PALAVRAS-CHAVE: Diabetes, idosos, medicina interna, CHME

73

JURAMENTO DE HIPOCRISIA

Na presença dos mestres desta faculdade, dos meus caros colegas estudantes, perante a efígie de Hipócrates, prometo e juro, em nome do ser supremo, ser fiel às leis da honra e da probidade no exercício da medicina.

Prestarei cuidados gratuitos aos necessitados e nunca exigirei um salário superior ao meu trabalho. Não participarei em qualquer partilha clandestina de honorários.

Se me deixarem entrar nas casas, os meus olhos não verão o que lá se passa, a minha língua calará os segredos que me forem confiados e o meu estatuto não servirá para corromper a moral ou encorajar o crime.

Não permitirei que considerações de religião, nação, raça, partido ou classe social se interponham entre o meu dever e o meu doente. Respeitarei a vida humana desde o momento da conceção.

Mesmo sob ameaça, não usarei os meus conhecimentos médicos contra as leis da humanidade.

Respeitoso e grato aos meus professores, retribuirei aos seus filhos a educação que recebi do seu pai.

Que os homens me estimem se eu for fiel às minhas promessas! Que eu seja envergonhado e desprezado pelos meus colegas se não o fizer.

Juro!

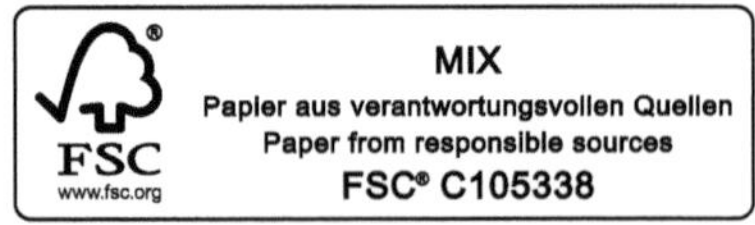

Printed by Books on Demand GmbH, Norderstedt / Germany